Ute Frank

Die Alltags-Yogini

Ute Frank

Die Alltags-Yogini

Ein Yoga-Roman

Goldene Rakete Verlag für Belletristik

Imprint
Any brand names and product names mentioned in this book are subject to trademark, brand or patent protection and are trademarks or registered trademarks of their respective holders. The use of brand names, product names, common names, trade names, product descriptions etc. even without a particular marking in this work is in no way to be construed to mean that such names may be regarded as unrestricted in respect of trademark and brand protection legislation and could thus be used by anyone.

Cover image: www.ingimage.com

Publisher:
Goldene Rakete Verlag für Belletristik
is a trademark of
International Book Market Service Ltd., member of OmniScriptum Publishing Group
17 Meldrum Street, Beau Bassin 71504, Mauritius

Printed at: see last page
ISBN: 978-620-2-44575-7

EINS

Neuanfang

"Yoga does not just change the way we see things, it transforms the person who sees." (*B.K.S. Iyengar*)

Mit einem leisen Seufzer schloss Lilly die Tür ihres heute eröffneten Studios ab. Ihre neuen Begleiter, die Zweifel, waren an ihrer Seite. „Auf was hatte sie sich da eingelassen? Wie konnte sie eine erfolgreiche Arbeitsstelle mit hohem Gehalt gegen dieses Abenteuer eintauschen? Was hatte sie da nur geritten?“ Ein weiterer schwerer Seufzer kam aus der Tiefe von Lillys Brust während sie das Schild „geöffnet“ auf „geschlossen“ umdrehte. Sie setzte sich in dem Eingangsbereich hinter den dort vorhandenen Tresen und ließ ihren Blick schweifen. Der Anblick erfüllte sie trotz aller Zweifel mit Stolz und Freude. Sie saß in ihrem eigenen Yogastudio. Die

Wände waren in zartem terracotta gehalten, ein großes „Om“ zierte als einziger Schmuck die Wand ihr gegenüber. Die drei kleinen Tische mit den thailändischen Rattan-Sesseln sollten Gelegenheit geben in den zahlreichen Büchern zu schmökern, welche im Regal vor der Theke angeboten wurden. Jede der vier Türen in diesem Raum war mit einer übergroßen Lebensblume beklebt. Beim Ankleideraum, dem kleinen Massageraum und dem Eingang zum eigentlichen Yogaraum mochte dies gut passen, aber bei der Tür zur Toilette war sich Lilly nun nicht mehr so sicher. Ein einfaches Schild mit der Aufschrift „WC“ hätte mehr Sinn ergeben. Erneut ein Seufzer... Sie stand auf, um sich auch in dem schönen, modern eingerichteten Yogaraum umzusehen und die Energie des Raumes in sich aufzunehmen. Lilly fühlte sich wohl hier. Hatte sie doch jedes Detail mit Liebe und Sorgfalt ausgewählt, um ihren Traum eines eigenen Yogastudios zu verwirklichen. Sie ließ den heutigen Tag noch einmal vor ihrem inneren Auge Revue passieren. Eigentlich lief es doch ganz gut. Über den Tag verteilt fanden sich einige Neugierige in ihren Räumlichkeiten ein und sie hörte durchaus viele positive Worte. Leider entschlossen sich aber nur drei davon tatsächlich gleich eine 10er-Karte für die angebotenen Kurse zu kaufen. Und das war es, was ihr ein wenig Kummer oder vielmehr Angst machte. Konnte sie es wirklich wagen, mit diesem winzigen Kundenstamm anzufangen? Wie lange wird sich das Studio halten können? Und was kommt dann, da sie nun alle Ersparnisse und Rücklagen in dieses Projekt gesteckt hatte? Erneute Zweifel beschlichen Lilly. Sie dachte zurück an ihre Zeit „vor Yoga“. Eine für sie nun ferne und fremde Welt. Damals arbeitete sie als Direktionsassistentin in einer international erfolgreichen Firma. Die Arbeit wurde gut bezahlt, ihr Einsatz brachte sie jedoch irgendwann an die eigenen Grenzen. Sie „schuftete“, hatte kaum noch Freizeit und für Freunde oder andere erholsame Dinge blieb somit ebenfalls kein Platz mehr. Auch ihr Liebesleben ließ sehr zu wünschen übrig. Als sie dann eines Tages an ihrem Arbeitsplatz zusammenbrach, früher nach Hause kam und ihren Freund mit einer anderen Frau im gemeinsamen Bett entdeckte hieß es nicht nur beruflich: „Aus die Maus“! Mit einer beträchtlichen Abfindung wurde sie aus dem Unternehmen befördert und fand sich in einer psychosomatischen Rehaklinik wieder. Anfänglich war sie sich selbst fremd. Ihr fiel zum Beispiel an einer Therapeutin auf, dass deren Beine nicht rasiert waren und schwarze Haare unter dem Kleid der sonst sehr gepflgten Frau zum Vorschein kamen. In ihrem Kopf kreisten die Gedanken: „Wie kann sie so herumlaufen? Als Person die Vorbildfunktion hatte, etwas repräsentierte. Wenn sie schon nicht auf diese Dinge achtet, wie sollte sie uns dann weiterhelfen?“ Lilly wusste, dass diese Gedanken Unsinn waren, aber sie fand auch keinen Ausstieg daraus. Und fragte sich dabei, warum sie auf einmal andere Menschen wegen Nichtigkeiten verurteilte. Sie konnte sich selbst nicht leiden, was ihren Gesundheitszustand noch mehr verschlechterte. Erst nach drei Wochen lernte sie langsam, ganz langsam, sich wieder zu spüren und zu sich zu finden. Zudem erkannte sie, dass es so nicht weitergehen konnte. Sie wieder leben wollte, doch wie? Yoga war eine der Möglichkeiten, welche Lilly kennenlernte, um wieder in Kontakt mit sich zu kommen. Dies erweckte bald in ihr die Begeisterung mehr darüber zu erfahren. Als Direktionsassistentin war sie es gewohnt direkt zu handeln. Sie war eine Frau der Tat und buchte nach der Zeit in der Klinik einen Flug nach Indien, wo sie in einer Yogaschule, einer so genannten Yogascala, mit der wunderbaren Philosophie und den Übungen dieser Tradition mehr und mehr vertraut wurde. In Lilly erwachte dadurch schon bald der Wunsch eine richtige Yogini zu werden. Eine Frau, welche den Yoga lebt und auch anderen vermittelt. Mit ihrer eigenen Begeisterung anderen helfen kann leichter zu leben. Als sie aus Indien zurückkam nahm sie ihre Abfindung, suchte einen geeigneten Raum und hier befand sie sich nun – direkt auf dem neu eingeschlagenen Weg und plötzlich so voller Zweifel, ob sie das Richtige getan hatte. Auch dieses Gefühl war ihr fremd. Sie kannte sich selbst nur als die selbstbewusste, perfekte Angestellte, die immer wusste was zu tun war. Zweifel waren immer ein Fremdwort für sie gewesen. „Bisher fühlte sich doch alles gut und richtig an, woher kamen also diese Gedanken?", dachte sie bei sich. Noch einmal seufzte Lilly tief, dann stand sie auf und verließ ihr Studio um sich auf den Weg nach Hause zu machen. Ihr Abenteuer hatte begonnen... den jungen Mann, der vorsichtig von außen in die Räume hineinlinste übersah sie dabei völlig, obwohl sie beinahe mit ihm zusammenstieß. Tom, eben jene Person, war nach einem Streit mit seiner Freundin aus der gemeinsamen Wohnung gestürmt und kühlte sein Gemüt an der frischen Abendluft ab, als sein Blick auf „Atemmeer – die Wohlfühloase" fiel. „Nanu, was ist das denn?", fragte er sich. „Ein Yogastudio?" Er konnte sich nicht erinnern dies jemals zuvor bemerkt zu haben. Das zarte Persönchen, welches gerade fast in ihn hineingerannt war, schien die Inhaberin dieser kleinen Oase zu sein. Von außen machte das ganze einen überaus ansprechenden Eindruck. „Ob er es sich wohl in den nächsten Tagen einmal anschauen sollte?" Er hatte keine Ahnung ob Yoga etwas für ihn war, aber vielleicht war dies tatsächlich eine Möglichkeit sein zeitweise aufbrausendes Gemüt zu kühlen oder sogar etwas mehr in den Griff zu bekommen? Um eine harmonischere Beziehung zu führen? Sich nicht wegen jeder Kleinigkeit mit seiner Freundin in die Haare zu bekommen? Vielleicht wäre es sogar möglich mit ihr gemeinsam einen Kurs zu besuchen? Mit diesen freudigen Gedanken ging es Tom gleich viel besser und er machte sich auf, dies seiner Freundin mitzuteilen und damit den furchtbaren Streit von zuvor wieder zu schlichten.

Lilly war bereits fast zuhause angekommen. Obwohl dies nur wenige Minuten von ihrem Studio entfernt lag, so hatte sie heute doch fast eine halbe Stunde für ihren Heimweg benötigt. Überraschenderweise war es ihr gelungen, die Gedanken, welche sie beschäftigten, ziehen zu lassen und sich ganz und gar präsent auf ihren Weg auszurichten. Es war früh im Jahr und in dem nahe gelegenen Park sprossen die Krokusse. Zarte Farbkleckse, fast wie hingehaucht – so wirkten sie. Auch die ersten Singvögel waren schon zu hören. Die Luft war noch kühl, aber dadurch auch sehr erfrischend. Ein zarter Windhauch streifte ihr Gesicht und Lilly merkte, wie sie durch diese bewusst wahrgenommenen Sinneseindrücke ruhiger und gelöster wurde. Ja – sie würde es schaffen. Yoga würde nicht nur ihr Leben bereichern. Auch alle, die in ihre kleine Oase finden würden, würden in dieser großartigen Philosophie etwas Positives für sich selbst erkennen. Alles wird gut werden. Dabei fiel ihr das bekannte Zitat des Schriftstellers Oscar Wild ein:

Am Ende wird alles gut! Wenn es noch nicht gut ist, ist es auch noch nicht das Ende!

ZWEI

ATHA YOGANUSANAM

Hier beginnt nun die Darlegung des Yoga (YS 1.1)

Lilly sprach mit sanfter Stimme zu den Teilnehmern: „Lasst alles los, was heute schon war, was heute noch kommt, um ganz im Hier und im Jetzt zu sein. Yoga bedeutet präsent zu sein. Gelebte Achtsamkeit." Die Worte waren ihr in Fleisch und Blut übergegegangen. Ob sie dies ihren Teilnehmern vermitteln konnte? Dass Yoga nur im Hier und Jetzt beginnt? Sie wünschte es sich sehr. Wusste zugleich, dass dies nicht einfach war, gelang es ihr selbst doch auch nicht im Alltag immer präsent zu bleiben. Sie machte sich immer viel zu viele Gedanken. Hatte sie den richtigen Schritt gemacht, als sie in die Selbstständigkeit ging? War sie geeignet, diese wunderbare Philosophie weiterzugeben? Es würde sich zeigen. Ihr Konzept basierte auf den Yoga-Sutren des Patanjali*. Einem Werk oder Leitfaden, der die Philosophie des Yoga Schritt für Schritt darlegte. Beginnend mit den so genannten Yamas, welche den Umgang mit der Außenwelt beschrieben, über die Niyamas, bei denen es dann schon um den Umgang mit sich selbst ging. Mit 195 Sutren aufgeteilt in vier Kapitel verhalf dieser Leitfaden zu dem großen Ziel „Samadhi – der Befreiung. Von vielen Menschen wurde dies auch als „Erleuchtung“ bezeichnet. Bis dahin war es jedoch ein langer Weg, soviel war Lilly bewusst. Und es gab viele berühmte Yogalehrer, die sogar vermittelten, dass Erleuchtung letztendlich ein Akt der Gnade war. Etwas was man nicht mit seinem Willen beeinflussen konnte. Erst wenn man das Wollen loslassen würde, könne man wahre Befreiung erlangen. Somit war dies alles, wenn überhaupt, noch in weiter Ferne für Lilly. Die heutige Stunde lief zumindest erst einmal gut an. Sie führte ihre Teilnehmer in den Sonnengruß ein, eine der grundlegenden Übungsabfolgen des Hatha Yoga. Zeigte, korrigierte und flocht immer wieder kleine Zitate und Weisheiten ein. So auch gegen Schluss der Stunde:

Yogacittavrittinirodhah. Der Zustand des Yoga ist erreicht, wenn die Gedanken zur Ruhe gekommen sind (YS 1.2).

Lilly liebte diese Zeilen. Mit liebevollem Blick für ihre kleine Gruppe, bot sie den Teilnehmerinnen Augenmasken an. „Mache es dir nun ganz bequem, rutsche ein wenig auf deiner Matte hin und her und schließe die Augen. Atme ein und spanne dabei gleichzeitig so viele Muskeln wie möglich an. Balle die Hände zu Fäusten, hebe die Arme und Beine etwas ab, halte die Spannung. Dann atme aus und lasse alles los... Spüre, wie sich Leichtigkeit in deinem Körper ausbereitet. Wie du dein ganzes Gewicht an den Boden abgeben kannst.

Du musst jetzt überhaupt nichts leisten. Lass einfach los und spüre wie sich tiefe Ruhe und Gelassenheit in dir ausbreiten... " Lilly strahlte. Ihre erste Stunde in den eigenen Räumen verlief gut. Die Frauen, welche zu ihr gefunden hatten, wirkten tief entspannt und glücklich. Sie ließ sie noch einige Minuten in dieser Ruhe, bevor sie sanft die bereitstehende Klangschale anschlug, um alle in den Alltag zurückzuholen. Leise begann sie wieder zu sprechen: „langsam, ganz langsam kehre nun mit den Gedanken zurück hierher, beginne die Hände und Füße zu bewegen. Führe Pumpbewegungen mit den Armen durch und fahre Fahrrad mit den Beinen. Dann öffne in deinem Tempo die Augen, löse die Augenbinde und kehre wieder ganz in das Hier und Jetzt zurück." Mit einer tiefen Verbeugung bedankte sich Lilly bei ihren Teilnehmerinnen. Sie bot ihnen an, noch eine Tasse Tee zum Ausklang im Eingangsbereich zu trinken, was die Damen aber bedauernd ablehnten, da sie alle noch etwas zu erledigen hatten. „Das nächste Mal, nehme ich mir die Zeit" sagten aber immerhin Zwei von ihnen. „Es war eine sehr schöne Stunde", meldete sich noch eine weitere zu Wort. „das hat mir sehr gut getan, danke dir!", fügte sie hinzu. „Ich danke euch", sagte Lilly und wartete, bis alle das Studio verlassen hatten. Nun denn, dann würde sie nun noch ein wenig in den Yoga Sutren lesen, jene bereits erwähnten Grundlagentexte des Yoga und darin nach weiterer Inspiration für sich und ihre Stunden suchen. Ihr Ziel war es schließlich den Weg des Yogas zu gehen, um eine richtige Yogini zu werden. Sie hatte gleich mehrere Interpretationen der Sutren vorliegen, griff aber nun einfach spontan nach einem der Bücher und schlug es auf:

Tada drastuh svarupe vasthanam

Wenn wir den Zustand des Yoga erreicht haben, erscheint in uns die Fähigkeit, etwas vollständig und richtig zu erkennen. (YS 1.3)

Lilly ließ die Worte auf sich wirken. Sie bemerkte dabei nicht, dass jemand zur Tür hereinkam, hörte wie nebenbei die Worte: „Entschuldigen sie, ich würde mich gerne zu einem Yogakurs anmelden." Da sie immer noch versuchte, die Worte des Patanjali zu verstehen, erwiderte sie ohne den Bliick zu heben: „ hm ja, nachher um 17.00 Uhr ist Schwangeren Yoga, da wären noch ein paar Plätze frei." Auf die nun folgende nahezu unheimliche Stille zwang sich Lilly endlich das Buch zur Seite zu legen und nachzusehen, wer die Frage eigentlich gestellt hat. „Oh Gott", dachte sie und lief tiefrot an. Vor ihr stand ein Mann, wie konnte sie nur ... „Äh, also, Entschuldigung, ich also das ist mir jetzt..." stammelte sie. Der besagte mit Namen Tom grinste über ihre Verlegenheit und strich sich über seinen straffen, durchtrainierten Körper. „Ich habe mich schon gewundert. Bis dato habe ich noch keine Anzeichen einer Schwangerschaft bei mir festgestellt, aber man kann ja nie wissen. Frauen haben sicher einen guten Blick für so etwas“, fügte er augenzwinkernd hinzu. Na die war ja ein wenig verpeilt. Aber zuckersüß. Kastanienbraunes Haar umrandeten ein herzförmiges Gesicht, welches von zwei ausdruckstarken grünen Augen dominiert wurde. Gerne würde Tom sie einmal ausführen. Er verbot sich diesen Gedanken gleich wieder, schließlich befand er sich ja in einer glücklichen Beziehung. Auch wenn seine Freundin über seinen Vorschlag mit ihm Yoga zu machen, alles andere als begeistert war. Man muss ja nicht alles gemeinsam tun. Auf jeden Fall interessierte sich Tom sehr für das Angebot dieses Studios. Mit der bezaubernden Inhaberin wurde es gleich noch um ein vielfaches attraktiver. „Also?“, hakte er nach. „Gibt es vielleicht noch einen anderen Kurs für mich?“. „Oh ja – selbstverständlich“, nahm Lilly den Faden nun wieder auf. Montags, mittwochs und freitags jeweils von 19.00 – 20.30 Uhr, gibt es den Kurs Yoga am Abend. Er ist für Anfänger und Fortgeschrittene gleichermaßen geeignet.“ Nun kam sie in Fluss. „Haben Sie schon Erfahrung? Wollen Sie einfach entspannen? Oder lieben Sie es ihre Kraft zu spüren? Wollen Sie mehr Dynamik?... “ Lilly war nicht mehr zu bremsen. „Halt, halt, welche Frage soll ich denn nun zuerst beantworten?“ Tom war leicht verwirrt. Ach herje, nun war sie wohl über das Ziel hinausgeschossen. „Ich biete ihnen eine kostenlose Schnupperstunde an, danach stelle ich dann noch einmal meine Fragen“, sagte sie mit einem kleinen Lächeln auf den Lippen.

„Eine gute Idee", meinte Tom und versprach am Abend wieder hereinzuschauen. Was er den mitbringen solle, wollte er abschließend noch wissen, bevor er sich eilig verabschieden musste, da seine Mittagspause gleich wieder zu Ende sein würde. „Nur bequeme Kleidung", gab Lilly zur Antwort. „Yogamatten und andere Hilfsmittel sind im Studio vorhanden. Also dann, bis heute Abend, ich freue mich!". Mit diesen Worten war das Gespräch beendet. Tom hob die Hand, als wollte er winken und ging dann hinaus. Drinnen blieb eine etwas nervöse Lilly zurück. Wie peinlich war das denn? Sie hatte sich ja verhalten wie ein Teenager. Diese und ähnliche Gedanken gingen ihr durch den Kopf. Wie konnte ein Mann sie nur derart verwirren. Nach ihrer letzten Beziehung, die nicht gerade rühmlich endete, wollte sie von dieser Gattung Mensch eigentlich gar nichts mehr wissen. Zugegebenermaßen tat sie damit vielleicht vielen Männern Unrecht. Und das was sie erlebt hatte, war sicher ein Einzelfall, aber dennoch. Momentan wollte sie einfach nur eine Yogini werden. Eine Yogalehrerin die authentisch und klar ist. Um ehrlich zu sein, genau das Gegenteil von dem, was sie gerade war. Sie entschied sich noch ein wenig weiter in den Sutren zu lesen, um auf andere Gedanken zu kommen. Wo war sie noch gleich? Ach ja:

vrittisarupyamitaratra

Normalerweise wird die die Fähigkeit, etwas wirklich zu verstehen , einfach ersetzt durch Konzepte, die sich unser Geist von einem Objekt macht oder durch das Fehlen jeglichen Verständnisses. (YS 1.4)

Das verstand Lilly sofort. Konzepte oder auch Schubladen, wie etwas ist. Der kleine Vorfall gerade eben hatte es ihr wieder gezeigt. Anders ausgedrückt: Durch dieses Ereignis spürte sie, was ihr Geist dachte, sobald auch nur ein männliches Wesen in der Nähe war. Was ist aber Geist überhaupt? Im weiteren Verlauf ihrer Lektüre wurde dies von Patanjali so definiert:

vrittayah pancatayyah klistaklistah

Wir können in unserem Geist fünf Aktivitäten unterscheiden. Jede von ihnen kann uns Probleme bereiten oder aber dazu beitragen, dass wir glücklicher werden. (YS1.5)

pramanaviparyayavikalpaniddrsmrtayah

Richtige Wahrnehmung, falsche Wahrnehmung, Vorstellung, tiefer traumloser Schlaf und Erinnerung

(YS 1.6)

Lilly nickte zustimmend. Ja, so war es. Manche Aktivitäten des Geistes führten in der Tat Probleme herbei, wie sie gerade selbst wieder deutlich festgestellt hatte. Wäre nicht sofort die Erinnerungen an den Taugenichts von Exfreund nach oben gespült worden, als der smarte junge Mann hier vor ihr stand, wäre sie sicher sehr viel selbstbewusster aufgetreten. Nicht, dass sie irgendwelche Absichten verfolgen würde. Aber als Inhaberin eines Yogastudios hatte sie für sich den Anspruch auf ein überzeugendes Auftreten. Lilly sah wieder in ihre Lektüre. Sutra 1.7 bis 1.11 erläuterten die genannten Hindernisse noch etwas genauer. Da sie aber nun bemerkte, dass ihre Gedanken ständig zu dem Gespräch zurückschweiften schloss sie kurzerhand das Buch wieder. Bevor sie es zur Seite legte, strich sie noch sanft über den Einband. Bücher liebte sie über alles, man tauchte ein in fremde Welten und Geschichten, ganz ohne die eigenen vier Wände zu verlassen. Dieses hier war ein Wegbegleiter, eine Art Reiseführer, welcher sie ihrem Ziel eine Yogini zu werden näherbringen sollte. Wie lange diese Reise auch immer dauern würde.

DREI

Übungspraxis

Durch Üben und durch die Fähigkeit loszulassen, kann unser Geist den Zustand des Yoga erreichen

(abhyasavairagyabhyam tannirodhah, YS 1.12)

Gleich schien der Teilnehmerin die Luft wegzubleiben. Der Kopf war schon ganz rot. Sanft sprach Lilly die Teilnehmerin an: „Üben bedeutet, dass wir eine passende Anstrengung auf uns nehmen mit dem Ziel, uns dem Zustand des Yoga anzunähern, ihn zu erreichen und aufrecht zu erhalten. Die Betonung liegt auf passend. Gehe liebevoll mit dir um. Wir alle müssen soviel in unserem Alltag leisten, hier auf der Matte dürfen wir einfach sein, in unserem eigenen Tempo, so ist dies in Yogasutra 1.13. gemeint." Als sie spürte, dass sie von mehreren Augenpaaren fragend angeschaut wurde, setzte sie zu weiteren Erläuterungen an: „ Unter 1.14. heißt es dann zwar weiter, dass eine Übungspraxis nur dann Erfolge zeigen wird, wenn wir sie über einen langen Zeitraum ohne Unterbrechungen beibehalten und sie von Vertrauen in den eingeschlagenen Weg, sowie Interesse, welches aus unserem Innern erwächst getragen ist. Dies bedeutet aber auch nur, dass wir kontinuierlich üben sollten, dranbleiben dürfen. “ Lilly hatte nicht gerade das Gefühl, dass dies nun wesentlich zum allgemeinen Verständnis begetragen hätte, aber es war ihr dennoch wichtig, immer wieder Zitate aus dem Yogasutra anzuführen. Nicht zuletzt hatte sie dies in ihrer Yogaschule in Indien so gelernt. In der Vorbereitung zu dieser Stunde hatte sie noch viel mehr dieser bereichernden Zitate gepackt. Nun merkte sie, dass diese aber kaum Gehör bei den Teilnehmern finden würden. Vermutlich erschreckt es die Teilnehmer sogar, wenn sie Yogasutra 1.15 wie folgt zitierten würde:

Schließlich können wir einen Zustand von Gelassenheit erreichen, der sowohl frei ist von Verlangen, das aufgrund unserer Sinneswahrnehmungen entstanden ist, als auch frei von Verlangen, das durch die Bedürfnisse nach außerordentlichen Erfahrungen geweckt worden ist.

Als Lilly dies im Geist zitierte merkte sie selbst, dass es viel zu hölzern und fremd klang. Und zudem und dies war nun etwas, was sie sich ganz und gar nicht gern eingestand, spürte sie, dass gerade sie selbst nicht frei von Verlangen war. Dies dürfte nun zwar etwas übertrieben ausgedrückt sein für die kleinen Schmetterlinge im Bauch, welche ihre Flügel sanft entfalteten, wenn sie den jungen Mann ansah, den es heute in ihre Stunde verschlagen hatte. Jener, welcher sich mittags nach ihren Kursen erkundigt hatte und nun tatsächlich da war. Er war der einzige Mann, dies nur am Rande bemerkt. Aber er würdigte sie keines Blickes, sondern versuchte tatsächlich sich auf ihre Worte zu konzentrieren und diese zu verinnerlichen. Still, in sich gekehrt und langsam bewegte er sich zu Lillys Anleitungen. Sie atmete einige Male tief ein und aus. Versuchte ihre Gedanken wieder einzufangen und sich auf die Stunde zu konzentrieren. Und setzte dann erneut an: „Wir gehen in eine kleine Übungsabfolge, ein so genanntes Karana. Dies soll uns helfen, unsere Gedanken zur Ruhe zu bringen. (Wohl wissend, dass es vor allem ihre eigene Gedanken ware, welche sie zur Ruhe bringen wollte) Komme in den aufrechten Stand. Die Füße sind hüftgelenkbreit aufgestellt. Stell dir vor, dass ein dritter Fuß dazwischen Platz hätte. Kippe dein Becken etwas, das Steißbein zieht nach unten Richtung Boden. Die Schulter führen wir nach oben hinten und tief... " mit langsamer und behutsamer Stimme leitete Lilly die Teilnehmer an. Lief durch den Raum und führte wenn nötig kleine Korrekturen an den Haltungen durch. Sie war wieder ganz bei sich – im Hier und Jetzt...

Auch heute saß Lilly noch eine Weile in ihrem Raum. Spürte den vergangen Stunden nach. Yoga erfüllte sie, zweifellos. Ob sie jemals eine richtige Yogini werden würde, stand leider auf einem ganz anderen Blatt. Aber musste sie das überhaupt? Warum sich ständig irgendwelchen Zwängen unterwerfen? Wichtig war es ihr vor allem Yoga zu leben. Sie hatte es doch nun immerhin geschafft, sich den Traum eines eigenen Yogastudios zu verwirklichen. Wenn sie auch noch nicht gerade Scharen von Teilnehmern hatte, so fand sich doch bisher zu den angebotenen Kursen immerhin jeweils eine tragbare Anzahl an Personen ein. Woher kam diese Unzufriedenheit in ihr? Die Antwort kannte Lilly. In ihrem früheren Lebensabschnitt als Direktionsassistentin war sie perfekt. (Oder dachte zumindest sie wäre es) Alles lief reibungslos. Bis zu ihrem Zusammenbruch. Dieser fand zeitgleich mit dem Ende ihrer Beziehung statt. Sie dachte zurück an den Tag, als sie früher nach Hause kam und ihren Freund im Bett mit einer ihr unbekannten Frau vorfand. In ihrer Wohnung **und** ihrem Bett. Lilly fehlten in diesem Moment die Worte, sie stand nur da und starrte die fremde Nacktheit an. Diese murmelte etwas unverständliches, während sie hastig die verstreuten Kleider zusammensuchte um sich anzuziehen. Ihr Lebensgefährte versuchte zögerlich diese eindeutige Situation zu beschönigen: „Es ist nicht so wie du denkst, ich kann dir alles erklären...! “ Worauf ihn gleich ein eiskalter Blick seines Seitensprungs traf. Ein absoluter Tiefpunkt in Lillys Leben an welchen sie nicht gerne zurückdachte. Urplötzlich gab es nur noch Scherben. Sowohl in der Beziehung, als auch beruflich. Denn das große Unternehmen hatte keinerlei Verständnis für Mitarbeiter, die nicht „ordentlich“

funktionieren. Und nun? Lilly wusste, dass sie lernen musste, wieder zu vertrauen. Dem Leben, aber auch ihren Fähigkeiten. Zudem durfte sie auch lernen loszulassen. Anzunehmen, dass nicht alles perfekt sein musste. Dies sowiso nicht möglich war. Vor ihrem inneren Auge blitzte wieder das Bild des jungen Mannes aus dem letzten Kurs auf. Nein, von Männern hatte sie erst einmal genug. Ihr Selbstbewusstsein war schon am Boden, sie versuchte es sich gerade wieder mühsam zurück zu erobern. Schnell schlug sie wieder die Yogasutren auf, um auf andere Gedanken zu kommen, oder sich doch zumindest einen hilfreichen Impuls zu holen.

Schließlich können wir einen Zustand von Gelassenheit erreichen, der sowohl frei ist von Verlangen, welche durch Sinneswahrnehmungen enstanden sind, als auch durch Bedürfnisse nach außerordentlichen Erfahrungen geweckt wurde. (YS1.15)

Das passte ja ungemein. Weiter stand da:

Solch einem Menschen enthüllt sich sein wahres Wesen. Ablenkende Einflüsse aus seinen Gedanken oder die von außen werden ihn nicht mehr stören. (YS 1.16)

Ob ihr dies jemals gelang? In jedem Fall würde es ein weiter und spannender Weg werden. Lilly gähnte. Es war ein langer Tag gewesen. Als sie ihn noch einmal an ihrem geistigen Auge vorbei ziehen ließ, huschte ein

Lächeln über ihre Lippen. Alles in allem war der Start wirklich gut gelungen. Sicher nicht perfekt. Aber wer oder was war das schon? Ihre angebotenen Kurse wurden angenommen. Die Teilnehmer schienen sich wohlzufühlen. Sie selbst wusste, dass sie noch nicht authentisch genug herüberkam. Zu viele Unsicherheiten plagten sie. Das schlimme war, dass Lilly sich dies insgeheim vorwarf und zuwenig Verständnis für sich zeigte. War sie es doch gewohnt die starke, selbstbewusste und erfolgreiche Frau zu sein. Dennoch war sie glücklich über ihren neu gewählten Weg. Er schien ihr wie ein Licht, welches sie aus dem Dunkel herausführte. Ganz besonders durch die Yogasutren, welche sie immer noch aufgeschlagen vor sich hatte und die in den Sätzen 1.17 bis 1.20 weiter erläuterten, wie sich klares Verstehen schrittweise entwickelt und jeder Mensch schließlich den Zustand des Yoga erreichen kann. Und bei Vers 1.21 musste sie schon schmunzeln, als sie las:

Je stärker wir das Vertrauen in uns spüren und je intensiver unsere Bemühungen sind, desto näher rückt das Ziel.

So war es ganz klar, woran sie arbeiten sollte. An ihrem Vertrauen in sich selbst. Alles andere würde sich dann schon finden. In diesem Punkt war sich Lilly bereits sicher.

VIER

Hindernisse

Lilly blickte um sich. Worauf hatte sie sich da nur wieder eingelassen. Aus ihren Augenwinkeln beobachtete sie eine adrette Blondine in einem hautengen schwarzen Jumpsuit welche sich gerade in den Kopfstand stellte. Wie affig war das denn? Vor ihr gab eine andere nicht minder attraktive Frau eine Reihe von Sonnengrüßen zum Besten. Die Dozentin war noch nicht eingetroffen, aber einige der Yogaschüler meinten sie müssten hier zeigen „wer das meiste drauf hat". Oder sich als perfekte und durchtrainierte Yogalehrerin darstellen, wie einer Yogazeitschrift entsprungen. War das Yoga? Hatte sie völlig falsche Vorstellungen gehabt, als sie sich für dieses Seminar zum Thema „Erwecke deine Energie mit Chakra-Yoga" anmeldete? Suchend blickte sie sich um. Und traf den Blick einer nicht minder verstört dreinblickenden Frau ihres Alters. Lilly zog die Augenbrauen hoch, um zu signalisieren, dass sie ebenso mit anderen Erwartungen hierher kam. Diese Art der Yoginis meint von sich, sie wären undogmatisch. Hierarchien wie sie in Indien gelebt werden, weisen sie weit von sich. Jede möchte die jeweils Andere inspirieren und von ihr inspiriert werden. Dadurch soll der wichtige Anfängergeist beibehalten werden. Aber wie man hier sehen kann, sieht es in der Realität wohl doch anders aus. Dazu fiel Lilly ein schönes Zitat von Zen Shin ein:

"A flower does not think of competing to the flower next to it. It just blooms."

Eine Blume denke nicht daran in Konkurrenz zu der Blume neben ihr zu gehen, Sie blüht einfach nur. Dies wird hier ganz offensichtlich in keinster Weise gelebt. Ein paar der Damen sind eher von dem Rivalitätsgedanken besetzt. Beweglicher, anmutiger, besser,... In diesem Moment ertönte ein sanfter Klang. Die Organsiatorin erschien und hielt eine kurze Ansprache, bevor sie an die angekündigte Dozentin übergab, welche nun von Lilly unbemerkt eingetroffen war. Sie war die Yoga-Größe hier in diesem Land. Lebte Yoga so, wie Lilly es sich vorstellte und für sich selbst wünschte. Zudem war sie tief in den Sutren verwurzelt. Begann auch gleich aus diesen zu zitieren:

Unsere Yogapraxis mus drei Qualitäten vereinigen:

Klärung, Selbstreflexion und Akzeptanz unserer Grenzen (YS2.1)

„Nach diesen Grundsätzen wollen wir den heutigen Tag begehen. Es geht nicht darum, sich hier gegenseitig zu übertreffen. Sondern bei sich zu bleiben, die eigenen Grenzen anzunehmen und in diesem Rahmen für sich die angebotenen Asanas auszuführen", fuhr sie weiter fort. Ob sie wohl gesehen hatte, dass dies bei manchen der hier

Anwesenden anders war? So wie der Vortrag nun begann, hatte sich Lilly dies jedoch vorgestellt. Sie hing an den Lippen der Lehrerin und sog jedes Wort förmlich in sich hinein. Nahm die Energie dieser wundervollen Frau auf und versuchte Stück für Stück umzusetzen, was diese erläuterte. Im darauf folgenden Praxisteil war sie ganz im Fluss. Eins mit den Asanas, den Haltungen. Vergessen all das, was zuletzt noch in ihrem Kopf herumspukte. Jetzt gab es nur noch Lilly und ihre Matte. So sollte es sich anfühlen, wenn es darum ging Yoga zu leben. In jeder Zelle eine Yogini zu sein.

Nach eniger Zeit kam ein weiterer Theorieteil, indem näher auf die Chakren, die Energiezentren des Körpers eingegangen wurde. Die Yogalehrerin wusste, dass den Teilnehmerinnen vieles bereits bekannt war. Sie hielt deshalb eine gelungene kurze Zusammenfassung über die sieben Energiezentren, welche spiralförmig in der Wirbelsäule angeordnet sind, um dies als weitere Basis für die dann folgenden Praxis zu nehmen. Dass das 1. Chakra Wurzelchakra (Muladhara), 2. Sakralchakra (Svadisthana) mit dem 3. Solarplexus (Manipura) die Basis bildeten wusste Lilly, dass aber das 4. Herzchakra (Anahata) die Verbindung zu den höheren 3 Chakren mit Namen Halschakra (Visudha), 3. Auge (Ajna) und Kronenchakra (Sahasrara) darstellte, hatte sie so noch nicht gehört. Die Tabelle, welche die Dozentin dann auf das Flipchart schrieb, kam ihr deutlich bekannter vor, dennoch machte sie nun Notizen für die eigenen Unterlagen:

Hauptchakren und ihre Bedeutung:

1. Wurzelchakra	Verbindung zum Irdischen, Lebenskraft, Erfolg, Überleben
2. Sakralchakra	Körperliche Emotionen, Lebenslust, Schaffenskraft
3. Solarplexuschakra	Gedanken, Glaubensmuster, Intellekt
4. Herzchakra	Höhere Liebe, Hingabe, Mitgefühl, Herzensfreude
5. Halschakra	Höhere Wahrheit, Weisheit und Individualität
6. Drittes Auge	Öffnung zur und Ausdruck der Seele
7. Kronenchakra	Göttliche Bestimmung und Verbindung für unsere Seele und unseren Körper

Nun wurde weiter erläutert: „Jedes Chakra besitzt eine bestimmte Bedeutung für unseren Körper, Geist und Seele. Der Zustand der Chakren – Grad der Öffnung, Blockaden, Energiestärke und anderes repräsentiert gleichzeitig den Zustand des eigenen Bewusstseins. Die Chakren sind somit wie ein Spiegel unseres Bewusstseinzustandes und zeigen uns wo wir gerade im Leben stehen. Besser gesagt: Welche Themen und Probleme anstehen, bewältigt oder angeschaut werden wollen. Durch die Chakren können wir jegliche Probleme und Blockaden unserer Entwicklung erkennen. Gleichzeitig können wir dann diese Entwicklung durch Chakra-Yoga beeinflussen. So können wir diese aktivieren, öffnen und reinigen, was dann entsprechenden Einfluss auf unseren Bewusstseinszustand aber auch auf unsere Gesundheit nimmt. “

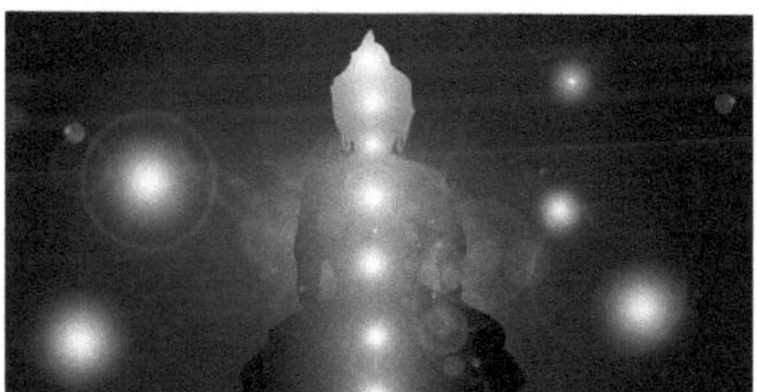

(Bild: www.pixabuy.de)

Ob die Teilnehmerin, welche vorhin so übereifrig war, diese Worte auch gehört hatte? Als Lilly dies merkte, stellte sie fest, dass sie genauso wenig erhaben über den Dingen stand, wie die Menschen um sie herum. Auch sie verglich sich ständig mit den anderen, wollte besser, lieber, yogischer sein. Als ihr dies bewusst wurde schämte sie sich vor sich selbst. Wie wenig konnte sie die anderen einfach „sein lassen". So wie sie sind. Ohne zu werten. Ganz ohne es zu merken, war Lilly nun bereits wieder in ihrem Gedankenkarussell versunken. Eines kam zum anderen. Und schwupp die wupp schob sich plötzlich ein sympathisches männliches Gesicht vor ihre Augen. Das hatte ihr gerade noch gefehlt. Sie wollte momentan einfach keinen Mann in ihr Leben hineinlassen. Zumal dieser sich ganz offensichtlich überhaupt nicht für sie interessierte. Er genoß den Unterricht, das sah sie ihm an. Aber mehr war da nicht. Mit Sicherheit war er auch in festen Händen. Nun denn... Eigentlich war sie hier, um wieder etwas zu lernen. Um neue Impulse in ihren Unterricht zu bringen. Auf keinen Fall war sie hier um sich über andere Teilnehmer gedanklich auszulassen oder gar an fremde Männer zu denken. Lilly riss sich innerlich am Riemen, holte sich wieder zurück ins „Hier und Jetzt". Was hatte die Dozentin gerade gesagt? Ah, es ging wieder weiter mit der Praxis. Chakra-Yoga. Wundervoll. Alle erhoben sich von ihren Matten. In den folgenden zwei Stunden blieb Lilly keine Zeit noch einmal über ihr Leben oder ihre Situation nachzudenken. Sie ging ganz in den Übungen auf, floss von einem Asana in das nächste. Schrieb sich hinterher alles auf und genoss das friedvolle Gefühl in sich. In der Mittagspause zuvor lernte sie zudem einige andere gleichgesinnte Frauen kennen, die sich wie sie auf den Weg des Yoga begeben hatten. Dadurch entstand ein wertvoller Austausch, bei der Lilly vor allem die Erfahrung machte, dass man sich im Yoga selbst nicht zu ernst nehmen sollte. Die Sutren Hilfestellung geben, um den Geist zu klären, zu befreien. Sie diskutierten über das Sutra 1.30 in dem es hieß:

Krankheit, geistige Trägheit, übermäßige Zweifel, fehlende Umsichtigkeit aufgrund von Hast, erschöpfung, Ablenkung, Selbstüberschätzung, das Unvermögen, einen weiteren Schritt zu gehen und die Unfähigkeit das Erreichte zu bewahren; all die genannten Situation werden als Hindernisse bezeichnet, weil sie zu Unklarheit in unserem Geist führen.

Und jede der Frauen konnte dazu nun ihre Erfahrungen beisteuern. Wobei sie alle merkten, dass es vor allem die Zweifel an sich selbst waren, welche jeder von ihnen zusetzten. Auch die Folgen des oben genannten, wie sie in Sutra 1.31 genannt werden, kannten alle zur Genüge:

Ein Gefühl von innerer Enge, ein Gefühl von tiefer Niedergeschlagenheit, eine Störung des harmonischen Gleichgewichts körperlicher Funktionen oder die Unmöglichkeit den Atem ruhig zu führen, gehen mit diesem in Problemen verwickelten Geist einher.

Das für Lilly schönste Zitat kam dann, als Marie eine Teilnehmerin Sutra 1.32 zitierte:

„Hindernisse können dann keine Wurzeln schlagen, wenn ein Mensch einen geeigneten Weg gefunden hat, Stabilität in seinem Geist zu entwickeln und wenn er an diesem Weg festhält und sich bemüht ihn zu gehen."

„Dann sind wir ja auf einem guten Weg!", meinte Annabelle mit einem Augenzwinkern. „Genau und wenn wir dann noch die Sutren 1.33 bis 1.39 zu Hilfe nehmen, in denen vorgeschlagen wird Mitgefühl mit allen Wesen zu haben, Atemübungen anzuwenden, unsere Sinneswahrnehmungen zu erkennen, die Träume zu erforschen und vor allem den Kontakt zu Menschen zu suchen, welche Hürden im Leben gemeistert haben, welche uns unüberwindbar erscheinen,..." „ Dann kann eigentlich nichts mehr schiefgehen, vollendete nun etwas unspektakulär Lilly lachend den begonnenen Satz. Sie fühlte sich rundum wohl in dieser kleinen, ihr eigentlich unbekannten Gruppe. War nun auch wieder versöhnt mit den Beobachtungen, welche sie bei einigen Yoginis zu Beginn des Tages gemacht hatte. In diesem Moment schien ihr der eigene Yoga-Weg ganz klar vor sich zu liegen. Lilly begann, langsam, ganz langsam zu verstehen, dass die Sutren dem Menschen Möglichkeiten zeigen wollten, den Geist zur Ruhe zu bringen. Denn inneren Kritiker verstummen zu lassen und bewusster zu werden, um dadurch die wahre

Freiheit zu erreichen. In Frieden zu kommen mit allem was ist. Sich weder besser, noch schlechter als die Anderen zu fühlen. Und vor allem eins, sie wusste, dass Yoga ihr die Möglichkeit bot, wieder in Kontakt mit sich zu kommen, sich selbst zu finden. Und dann bei sich zu bleiben, egal was von außen auf sie zukam. Ob Yoga Lilly davon bewahren könnte noch einmal durch den Orkan des Lebens geschleudert zu werden, wie es bei ihrem Zusammenbruch passiert ist, wusste sie nicht. Dies würde ein zu großes Wunder sein. Aber sie war sich zumindest sicher, dass es nie wieder so schlimm werden würde. Orkane gehören zu einem Leben dazu. So wie Wellen zu einem Meer. Und genauso wie man lernt auf den Wellen zu surfen, kann Yoga sicher die Möglichkeit geben, die Winde des Orkans mehr auszuhalten und weniger verletzt zu werden. Diese Gedanken lösten eine tiefe Ruhe in Lilly aus. Sie fühlte sich wie eine Pflanze, deren Wurzeln sich tiefer ins Erdreich gruben. Mit Leichtigkeit, ohne Anstrengung. Oder auch wie in einem Netz, welches sie sicher und geborgen hielt. Ein nie zuvor erlebtes Glücksgefühl durchströmte sie und sie wusste, dass jetzt das Vertrauen in ihr wuchs, das alles gut werden würde. Oder besser, ein Vertrauen, welches sie stärkte und ihr gleichzeitg Flügel verlieh. In ihrem Gesicht erschien ein Strahlen, welches sicher auch den umstehenden Frauen nicht verborgen blieb. So also konnte es sich anfühlen. „Herrlich“, dachte Lilly bei sich. Auch wenn ihr dabei schon bewusst war, dass dieser Zustand sicher nicht dauerhaft anhielt. In diesem Moment konnte sie es einfach annehmen und gleichzeitig loslassen. Einfach fühlen und sein!

Viel zu schnell verging der Tag. Lilly fühlte sich bereichert. Mit den neuen Bekanntschaften hatte sie die Adressen ausgetauscht. Die meisten unterrichteten eher in fremden Studios. Wenige hatten den Schritt gewagt und sich wie Lilly selbstständig gemacht. Es war spannend zu erfahren, wie die Wege unterschiedlich waren und sich dennoch auch Gemeinsamkeiten fanden. Vergleichbar mit einer großen Familie. Viele Individuen, die ein großes Ganzes bildeten. Einige interessante Ideen wurden in den Pausen geboren. Ein Yoga-Retreat auf einer Insel oder Yoga-hopping. Bei dem Lilly mit einer anderen Yogalehrerin mitsamt den Teilnehmern für eine Woche die Plätze tauschen wollte. Ob sich dies einmal verwirklichen lassen würde? Wer weiß... Letzendlich war es einfach schön, Pläne zu machen, kreativ zu sein und dann loszulassen in dem Vertrauen, dass sich das Beste für alle Beteiligten ergeben würde. Mit diesen Gedanken fuhr Lilly allein zurück in ihre Heimat. Glücklich, sorglos und auch entspannt. Voller Tatentrang, die neuen Impulse an ihre Teilnehmerinnen weiterzugeben. Insbesondere wollte sie sich nun auch auf den sogenannten achtgliedrigen Yogaweg, Ashtanga genannt konzentrieren. Nicht nur, dass diese ihr Konzept der Yogasutras vertiefte, er war sogar in deren Mitte eingebunden und allgemein der Teil welcher wohl am meisten bekannt war. Von Asanas, Pranayama, Pratyahara, Dhyana und Samadhi hatten die meisten schon gehört, sobald sie sich auf den Yogaweg begeben hatten. Dadurch dürfte es leichter fallen , die Yogasutren den Teilnehmern näher zu bringen und sie durch diesen großen Schatz zu bereichern.

ॐ

FÜNF

Die Essenz – Yamas und Nyamas

Lilly war heute schon sehr früh in ihrer kleinen Oase. Durch das gestrige Seminar hatte sie nicht nur neue Impulse gewonnen. Ihr war auch klar geworden, dass es wichtig war sich selbst Ziele zu setzen. Sich nur zu wünschen eine Yogini zu werden war zu wenig. Sie brauchte Klarheit und Struktur, einen Weg, der zwar Freiheiten zuließ und durch das Yoga-Sutra eine Stütze hatte, aber der doch viel mehr und genauere Eckpunkte und Zwischenziele brauchte, um Yoga mehr und mehr in den eigenen Alltag zu bringen, ihn täglich leben zu können und dadurch zu wahrer innerer Freiheit zu gelangen. Achtsam und authentisch zu sein. Hierfür war die Essenz des Yoga Sutra, das Modell der acht Stufen von besonderer Bedeutung und die ersten beiden Punkte, die Yamas und Nyamas am wichtigsten. Lilly hatte gelernt, dass diese eine Art Ethik im Yoga sind und insgesamt zehn Punkte umfassen, die dem Yogi helfen klar, ruhig und entspannt zu werden. Ihr war bewusst, dass diese im Mittelteil der Yogasutren eingebettet waren und ein wichtiger Schlüssel zum Glück oder anders ausgedrückt zur vielgepriesenen Erleuchtung darstellten. Lilly schlug ihre Lieblingsversion* der Sutras auf, um sich näher damit zu befassen und sich in dem Thema zu vertiefen: Sie begann mit Sutra 2.30 in denen Patanjali zuerst die fünf Yamas aufzählt, die Eigenschaften, welche es braucht im Umgang mit anderen. Es geht um ein Miteinander, welches der Yogapraxis förderlich ist und im EInklang mit dem Ziel des Yoga steht.

अहिंसासत्यास्तेय ब्रह्मचर्यापरिग्रहाः यमाः
ahiṁsā-satya-asteya brahmacarya-aparigrahāḥ yamāḥ

ahiṁsā = nicht verletzen, Gewaltlosigkeit
satya = Wahrhaftigkeit, die Wahrheit sagen, nicht lügen
asteya = nicht stehlen, kein Diebstahl
brahmacarya = im Bewusstsein Gottes handeln, Mönch-Sein, das Zölibat leben, Enthaltsamkeit
aparigrahāḥ = Unbestechlich sein, nicht Horten, Anspruchslos sein, Besitzlosigkeit

yamāḥ = Regeln im Umgang mit anderen, Enthaltungen, Ethik im Miteinander, Selbstbeschränkung

In den folgenden Zeilen wurden diese Worte nun genauer erläutert: *„Nicht verletzen, Wahrhaftigkeit, nicht stehlen, Entsagung und Unbestechlichkeit sind die Enthaltungen."* Anders ausgedrückt: *„Gewaltlosigkeit, Ehrlichkeit, kein Diebstahl, das Göttliche in allem sehen und nichts begehren sind die Grundlagen des ethischen Miteinanders."*

Die Yamas und Niyamas ähnelten sehr den zehn Geboten, welche Lilly aus der christlichen Religion vertraut waren. Hier werden sie aber mehr als eine Art Vorschläge, Ideen oder auch Empfehlungen angeboten und fühlten sich dadurch besser an, so empfand sie es jedenfalls. Lilly nahm sich vor täglich über einen der Punkte zu meditieren, um diese dadurch besser in ihr Leben zu integrieren und um die Zeilen mit Leben zu füllen. Eventuell könnte sie diese auch ihren Teilnehmern näher bringen, indem sie Plakate anfertigte und dann dekorativ in den Räumen plazierte. Diese Idee faszinierte sie und sogleich holte sie geeignetes Papier um das ganze in die Tat umzusetzen. Einladend lagen auch Filzstifte unter ihrem Tresen, zu denen Lilly beherzt griff. Sie begann die Worte aufzumalen:

ahiṁsā	die Gewaltlosigkeit gegenüber sich selbst und allen Wesen
satya	das wahrhaftig sein in Gedanke, Wort und Tat
asteya	nicht stehlen und unabhängig sein
brahmacarya	Leben im Bewusstsein der göttlichen Natur hinter allem
aparigrahāḥ	nicht Begehren und immer mehr haben wollen

Das sah schon sehr gut aus. Mit den Niyamas wollte sie genauso verfahren. Noch ein kurzer Blick zur Uhr – ja sie hatte noch genügend Zeit bis der erste Kurs begann. Zuerst las Lilly aber für sich noch weiter, um Antworten geben zu können, falls sie auf ihre Kunstwerke angesprochen werden würde: Im Sutra 2.31 ging es erläuternd weiter:

2.31 (एते तु) जातिदेशकालसमयानवच्छिन्नाः सार्वभौमामहाव्रतम्
(ete tu) jāti-deśa-kāla-samaya-anavacchinnāḥ sārvabhaumā-mahāvratam

ete tu = so dann, auf diese Art jetzt

jāti = Klasse, Kaste, soziale Schicht, Rang, Art der Geburt

deśa = Ort, Platz kāla = Zeit, Zeitpunkt

samaya = Treffpunkt, Umstand, Situation
anavacchinnāḥ = nicht bedingt, ununterbrochen, ständig

sārva = in allen

bhaumāḥ = Ebenen

mahāvratam = großes Gelübde, wichtiger Vorsatz, Grundpflicht

„Egal welche sozialer Schicht, Ort, Zeit und Situation, in allen Bereichen gilt es diese Achtung gegenüber den

Mitmenschen einzuhalten, das ist eine grundlegende Pflicht." Das war sehr schön ausgedrückt, wie Lilly fand. Ein Lehrer sagte ihr einmal, dass die Yamas als mahāvrata bezeichnet werden, also als oberste Pflicht auf dem Yoga Weg. Von vielen Menschen wird dies verkannt und Yoga auf die Körperhaltungen und Meditation reduziert, was sehr schade ist. Nun folgte Sutra 2.32 und Lilly begann wieder mit ihren Plakaten:

2.32 शौच संतोष तपः स्वाध्यायेश्वरप्रणिधानानि नियमाः

śauca saṁtoṣa tapaḥ svādhyāy-
eśvarapraṇidhānāni niyamāḥ

niyamāḥ = Regeln im Umgang mit sich selbst:

śauca	Reinheit, Sauberkeit, Klarheit
saṁtoṣa	Zufriedenheit, Bescheidenheit
tapaḥ	Askese, Selbstdisziplin, inneres Feuer
svādhyāya	Selbststudium, lernen von sich selbst, Reflexion
īśvara-praṇidhānāni	Hingabe an Gott, Gottesvertrauen

„Reinheit, Zufriedenheit, Selbstdisziplin, Selbststudium und Gottvertrauen ist die Achtung vor sich selbst."

stand da zu lesen und weiter: *„Nachdem Patanjali mit den Yamas das menschliche Miteinander behandelt hat, geht es bei den Niyamas darum, wie man mit sich selbst im yogischen Sinne gut zurecht kommt. Damit ist das gemeint, was wir konkret tun können um mit uns selbst ins Reine oder auch in Frieden und Harmonie zu kommen und die Einheit hinter allem zu erkennen. Genau wie die Yamas können wir auch die Niyamas wie eine grundlegende Anleitung nutzen, um immer wieder zu prüfen, ob wir uns danach ausrichten und darauf zu achten dass wir sie mehr und mehr im Alltag zum Ausdruck bringen.*

Zufrieden betrachtete Lilly ihr Werk. Es fühlte sich richtig gut an. Sie wünschte sich, dass dies auch auf andere Betrachter so wirkte. Nach einem erneuten Blick auf die Uhr und der Feststellung, dass immer noch genug Zeit war, setzte sie sich in den Yogaraum und las weiter in dem aufgeschlagenen Buch. Sie spürte, wie ihr dies Kraft und Halt gab, jede Zeile sie ermutigte auf dem eingeschlagenen Weg weiter-zumachen .

Patanjali Yoga Sutra 2.33

वितर्कबाधने प्रतिप्रक्षभावनम्
vitarka-bādhane pratipakṣa-bhāvanam

vitarka = Zweifel, Unsicherheit, Frage, Vermutung, Erwägung
bādhana = Belästigung, Peinigung, Bedrängnis,

Beunruhigung
pratipakṣa = Gegenteil, Gegensatz, Opposition, andere Seite, Gegenposition
bhāvanam = Zielstrebigkeit, Ausrichtung auf ein Ziel, Bewirken

„Wenn negative oder schädliche Gedanken den Geist stören, kann wissende Unterscheidung helfen." Bei diesem Vers geht es ganz konkret um die Inhalte unseres Geistes und wie wir damit umgehen können, negative Selbstgespräche und schlechte Gefühle zu erleben. Hierzu ist zunächst entscheidend in ein klares Bewusstsein des beobachtenden Gewahrseins zu kommen, sich also innerlich von den Erfahrungen zu lösen, und das Zeugenbewusstsein zu kultivieren. Dann können die schädlichen oder negativen Gefühle und Gedanken nach und nach aufgelöst werden, durch das Kultivieren des Gegenteils beziehungsweise durch das Reflektieren und Beleuchten der verschiedenen Seiten. Patanjali nennt ein ebenso raffiniertes wie einfaches psychologisches Mittel, um mit geistigen Schwierigkeiten umzugehen, einfach sich des Gegenteils bewusst werden und im Lichte dessen die Situation aus der Meta Ebene zu betrachten. In der Problembehandlung kann man dann grob zweierlei unterscheiden:

1.*pakṣa-bhāvana Das ergründen des Problems*

2.*pratipakṣa-bhāvana Das beleuchten des Gegenteils*

Oft neigen wir dazu sehr Tief in das Problem einzutauchen und es genauestens auseinander zu nehmen, das ist jedoch nicht immer das richtige Mittel. Es kann durchaus auch gut sein, sich mit der gegenteiligen Position zu befassen, um das ganze umfassender zu sehen. In diesem Teil der Sutren geht es vorrangig um die Yamas und Niyamas, obwohl man dieses Mittel natürlich auch auf andere Probleme des Lebens übertragen kann. Wir können uns fragen, ob und wie wir die Empfehlungen umsetzen und uns bei Bedarf mit den entsprechenden Qualitäten konfrontieren um sie zu entwickeln. Erkennen wir, dass wir viele unreine Gedanken haben, versuchen wir positive, klare, wohlwollende Gedanken (saucha) zu produzieren und zu erspüren woher die Art des Denkens kommt. Ein anderes Beispiel: Haben wir sehr viele Wünsche, können wir darüber meditieren, was wir bereits alles in unserem Leben haben und dadurch versuchen Dankbarkeit (santosha) zu kultivieren.

Lilly dachte über die Worte nach. Zugleich merkte sie, dass es mehr um ein Verstehen, ein Gefühl welches sich innerlich ausbreitete ging, als um etwas, was der Verstand wirklich erfassen konnte. Sie las weiter:

2.34 वितर्का हिंसादयः कृतकारितानुमोदिता
लोभक्रोधमोहापूर्वका मृदुमध्य अधिमात्रा
दुःखाज्ञानानन्तफला इति प्रतिप्रक्षभावनम्
vitarkā hiṁsādayaḥ kṛta-kārita-anumoditā
lobha-krodha-moha-āpūrvakā mṛdu-

madhya adhimātrā duḥkha-ajñāna-
ananta-phalā iti pratiprakṣa-bhāvanam

vitarkas = Zweifel, Unsicherheit, unpassende Gedanken und Emotionen
hiṁsādayaḥ = Verletzen, rücksichtslose Gewalt
kṛta = selbst getan, gemacht
kārita = durch andere tun lassen, veranlasst
anumoditāḥ = Befürworter, Anstifter, Dulder, zugestimmt
lobha = Gier, Habsucht, Verlangen
krodha = Ärger, Zorn
moha = Täuschung, Verblendung, Verlusst an Besinnung
pūrvaka = vorausgegangen, veranlasst, frühere Zeit
mṛdu = mild, geschmeidig
madhya = mäßig, Mitte, dazwischen
adhimātrāḥ = intensiv, stark
duḥkha = Schmerz, Leid, Unbehagen
ajñāna = Unwissenheit
ananta = endlos, unendlich
phalāḥ = Frucht, Ergebnis
iti = so, deshalb, auf etwas hinweisend
pratipakṣa = Gegenteil, andere Seite, Opposition, Gegenposition
bhāvanam = Zielstrebigkeit, Ausrichtung, Gefühl

„Schlechte Gedanken und Gewalt, ob selbst verübt, beauftragt oder geduldet, ob durch Gier, Ärger oder Täuschung entstanden und ob mild, mittelmäßig oder

in starker Intensität gegenwärtig, resultieren in endlosem Leid und Unwissenheit. Deshalb muß die Gegenposition kultiviert werden."

Dies sollte vermutlich bedeuten, dass es zwei verschiedene Konsequenzen hat wenn wir unser Denken, Reden und Handeln nicht auf den Yamas und Niyamas begründen. Wir produzieren dann neues ungünstiges Karma, welche uns an den Kreislauf der Wiedergeburten binden. Aber Patanjali sagt noch genauer, es sind zweierlei Folgen oder „endlose Früchte" die aus solchem Handeln resultieren: duḥkha und ajñāna. Das bedeutet übersetzt: Leiden und Unwissenheit. Da wir verständlicherweise beides überwinden möchten, sollten wir versuchen Patanjalis Worte zu verstehen, und uns daran zu orientieren. Er nennt neun Punkte gegliedert in drei Kategorien die allesamt in unseren unmittelbaren Wirkungsbereich fallen und unser Karma beeinflussen:

1. *kṛta-kārita-anumoditā: Egal ob wir etwas nur geduldet haben, ob wir es in Auftrag gaben oder ob wir es selbst getan haben, wir sind trotzdem dafür verantwortlich. Ein Beispiel dafür ist zum Beispiel das Reisen. Jeder weiß, dass der Schadstoffausstoß eines Flugzeuges oder eines Kreuzfahrtschiffes enorm ist. Man fährt zwar nicht allein, der Flieger oder das Schiff wären auch ohne uns auf dieser Strecke unterwegs, deshalb fühlen wir uns nicht*

unbedingt verantwortlich für diese Klimaverschmutzung. Patanjali hier jedoch ganz klar. Auch wenn wir eine negative Auswirkung in Kauf genommen haben, sind die Folgen unseres Handelns für uns als Konsequenz zu ertragen.

2. Lobha-krodha-moha Unabhängig davon, ob wir aus Verlangen, aus Wut oder auch aus Verblendung eine schlechte Tat vollbracht, geduldet oder beauftragt haben, wir haben die Konsequenzen zu tragen, das Gesetz des Karma ist gerecht und unerbitterlich.

3. mṛdu-madhya adhimātrā: Es spielt keine Rolle ob wir wenig, mittelmäßig oder sehr intensiv Gewalt ausüben, es wird unser Karma in jedem Fall beeinflussen.

Das entsprechende Mittel um schlechtes Karma zu verhindern ist pratipakṣa-bhāvana, das Kultivieren der oben beschriebenen positiven Eigenschaften.

Es ist laut Aussagen der Yogameister essentiell für den Yoga Weg diese Punkte zu verinnerlichen. Das bedeutet ganz konkret folgendes: Es gilt Psychohygiene zu betreiben, sich nicht auf alle negativen Gedanken einzulassen und Wohlwollen zu kultivieren. Letztlich hilft hier, was schon in Vers 1.33 gesagt wurde um zur inneren Klarheit zu kommen. Dann ist es wichtig ein Gefühl von Zufriedenheit zu *entwickeln und nicht immer nach etwas anderem zu streben, das ist ganz grundlegend für die Meditationspraxis.*

Mit diesen Worten schloss Lilly das Buch, streckte sich und machte sich nun gedanklich für ihren ersten Kurs des Tages bereit. Viel mehr konnte sie nun nicht mehr aufnehmen. Sie wusste, dass sie gerade dieses Kapitel noch öfter wiederholen musste, um es wirklich zu verstehen.

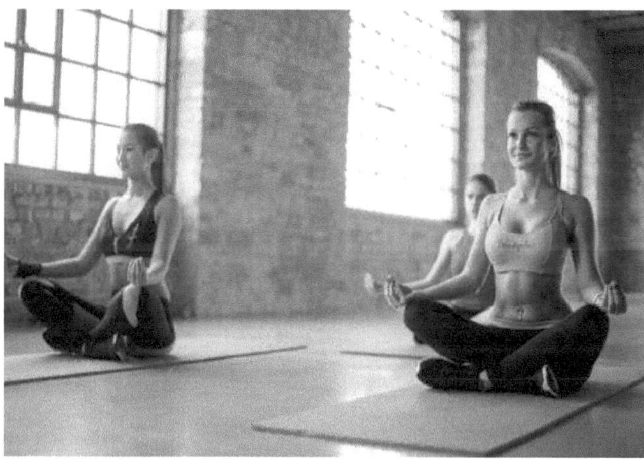

(Foto: www.pexels.com)

SECHS

Mehr Schein als Sein?

Pranayama (die Energiekontrolle) Über den Atem hat man Zugang zur Lebensenergie und kann beides beruhigen.

Unsere nächste Übung ist sehr wichtig für Euch. Wir versuchen unsere Atmung zu verlangsamen. Bewusst und lange auszuatmen und dann die Einatmung kommen lassen. Ich stoppe gleich die Uhr und dann zählt ihr: Einatmen 1, aus..., einatmen 2, aus und so weiter. Jede für sich. Wenn eine Minute um ist, schlage ich einmal die Klagschale an und ihr merkt euch eure Zahl. Ja? Beginnen wir gemeinsam..." Lilly machte diese Übung mehr für sich, als für die Schwangeren, welche vor ihr saßen. Im Kurs zuvor gab es gerade einige Aufregung, da sie sich unbeabsichtigt den Mund verbrannt hatte. An dem heutigen Wochentag bot sie seit kurzem eine Stunde Kinderyoga an, wobei sie sehr viel Spaß hatte. Auf Anfrage kam dann noch eine Mutter-Kind-Yoga-Stunde hinzu. Lilly liebte Kinder. Sie hatte zwar leider keine eigenen, aber durch ihre beiden Schwestern wurde sie immerhin schon zur vierfachen Tante. Durch ihren früheren Beruf und der damit verbunden Arbeitszeit hatte sie leider wenig Zeit für die Kinder gehabt. Aber seit sie neuerdings ihr Yogastudio leitete, konnte sie sich auch viel mehr Raum für die geliebten Nichten und Neffen nehmen. Was alle Beteiligten sehr genossen. Inklusive der Schwestern, die so auch einmal wieder Zeit für sich hatten. Deshalb dachte Lilly von sich, dass sie durchaus in der Lage wäre, Kurse für dieses Klientel anbieten zu können. Die Stunde selbst verlief auch sehr harmonisch. Die Asanas, welche generell nach Tieren und Pflanzen benannt wurden, ließen sich gut in Geschichten einbauen, so dass sich auf den Matten nun Mutterkatzen mit ihren Jungen bewegten, welche nach einem ausgiebigen Mahl, verpackt als so genannte „schleckende Katze“ durch die Natur stromerten. Dabei kamen sie dann durch Berge und Täler, vorbei an Büschen und Bäumen. Es wurde viel gelacht und war eine wirklich gute Stunde, bis zu dem Zeitpunkt, als die Mütter ihre Matten verräumten und Lilly zufällig ein Gespräch mit anhörte. „Also meine Anne Kathrin die hat nur Einsen in der Schule, ich bin ja so stolz“, sagte eine davon. Worauf die andere gleich konterte: „Ach, das hat Justus-Torben auch. Zudem ist er ein Musikgenie, am Samstag hat er einen Auftritt im Stadtpavillon. Du darfst gerne kommen, um ihn zu sehen!“ So ging es eine Weile hin und her und die beiden schaukelten sich mit immer neuen Leistungen ihrer Kinder in einen regelrechten Rausch. Lilly konnte nun ihr Mundwerk nicht zügeln und meinte schulmeisterlich: „Aber ihr seid doch hier nicht im Wettbewerb miteinander. Yoga lehrt uns gerade nicht zu vergleichen, neidlos zu sein. Ihr beide hört euch an, als macht ihr euch das Leben gegenseitig schwer, weil ihr immer höher und weiter hinaus wollt..." Zwei Augenpaare blitzten sie an: „Was weißt Du denn? Hast Du überhaupt eigene Kinder? Nein? Dann kannst Du doch gar nicht mitreden!" Da hatte sie es. Lilly wurde ganz still. Sie war getroffen. Eigentlich hatte sie es ja nur gut gemeint. Diesen Konkurrenzdruck unter Müttern konnte sie tatsächlich nicht nachvollziehen. Warum taten sich diese Frauen das an? War das Leben denn nicht aufreibend genug? Die meisten versuchten Familie und Beruf unter einen Hut zu bringen, nebenbei den Haushalt zu erledigen, immer gut und frisch zu kochen, alles, ja wirklich alles perfekt zu machen. Aus Lillys Beobachtung heraus schien es noch schlimmer zu sein, als nur einem fordernden Beruf nachzugehen, so wie sie es selbst noch vor einiger Zeit tat. Würde sie es anders machen, wenn sie Kinder hätte? Wer weiß das schon? Könnte sie gelassen bleiben und ihrem Kind die Zeit bei seiner Entwicklung lassen, welches es braucht? Sie hoffte es sehr. Jedenfalls war das, was diese Mütter ihr hier boten wirklich nur ein „Schein". Höher, besser, weiter. Blieb da nicht das wahre Leben auf der Strecke? Das bewusste Sein? Oder war es Utopie zu glauben, dass dies möglich sei? Gut jedenfalls, dass sie nun erst einmal wieder den Schwangeren Kurs leitete. Vielleicht gelang es ihr hier ein paar Impulse zu setzen. Ein Samenkorn zu pflanzen? Den zukünftigen Müttern verständlich zu machen, dass ihre Kinder wahre

Wunder sind. Auch ohne irgendetwas leisten zu müssen. Sie dachte an die Yogasutren. Welche Stelle würde hier wohl weiterhelfen? Vielleicht Sutra 2.8 in dem es um die Die Dveshas, die Abneigungen gegen etwas geht? Das uns das Negative einer Sache mehr beschäftigt, als das was wir haben und dabei ganz die positiven Seiten einer Sache übersehen. Uns zu freuen an den Dingen, die gut laufen, statt nur zu sehen, was noch verbessert werden sollte. Nicht umsonst bezieht sich die Stelle auf die fünf Kleshas, den leidverursachenden Faktoren. Lilly wünschte sich, dass alles wieder so einfach wäre, wie damals in dem indischen Ressort. Dort schien alles so klar und leicht. Das gehörte war einfach umsetzbar. Der Alltag in der realen Welt allerdings lehrte sie nun eines Besseren. Wie so oft wünschte sie sich zurück. Wohl wissend, dass dies nicht möglich war. Die wahre Herausforderung lag nun eben darin, das Gelernte im echten Leben umzusetzen. Authentisch zu sein und zu bleiben. Dabei merkte Lilly, dass es sie verletzt hatte, als sie von der Mutter darauf hingewiesen wurde, dass sie keine Kinder habe. Es klang wie ein Vorwurf. Als ob ihr die Berechtigung mitzureden aberkannt wurde. Ihre Qualifikation als Yogalehrerin in Frage gestellt sei. Ohne es zu merken, glitten die Gedanken ab. Kreisten um das Thema, zogen Lilly herunter. Und noch schlimmer – zogen sie weg von sich selbst, von ihrem Kern. Alte und immer noch präsente Automatismen erhielten wieder Oberhand. Plötzlich war Lilly wieder das kleine Kind, welches keine Ahnung von der Welt hatte. Zu „dumm“ war, dieses oder jenes zu machen. Dieses Kind hatte sich damals geschworen es allen zu zeigen. Besser zu sein. Dieses besser sein hatte zu einem fast übermenschlichen Perfektionsstreben geführt und letzendlich dann zu dem Burnout. Aber dies alles war Lilly nun nicht bewusst. Sie fror und fühlte sich elend. Klein und verzagt. Die Luft blieb ihr weg und sie fragte sich, was mit ihr los war. Tief in ihr drin, war ihr bereits klar, was sich abzeichen würde, wenn es ihr nicht gelang wieder zu sich zu finden. In ihre Kraft und Stärke zu gelangen. Lilly war entsetzt, wie schnell die alten Muster wieder an die Oberfläche gelangten. Ein Trigger und schon waren sie wieder aktiv. Andererseits war es nicht wirklich verwunderlich. Diese Glaubenssätze hatten sich in vielen Jahren gebildet – ein vierwöchiger Yogakurs konnte diese wohl kaum auf Dauer einfach auslöschen. Nein – nur beständige Präsenz und ein gleichzeitiges Akzeptieren ders genannten konnte wirklich etwas gegen sie ausrichten.

Sie zwang sich mit den Gedanken zu ihren Kursteilnehmerinnen zurückzukehren. Sich wieder auf den Inhalt der Stunde zu konzentrieren. Schließlich und letztendlich hatte sie Pranayama für heute ausgewählt, um nicht nur den Schwangeren die vielen positiven Eigenschaften dieser Lehre zu vergegenwärtigen.

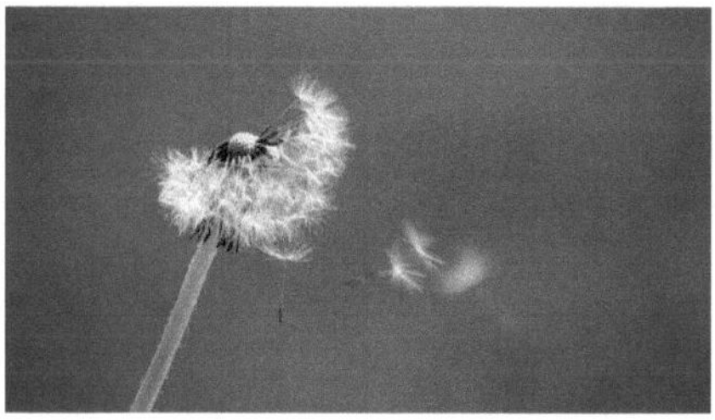

(Bild: www.pixabuy.de)

Lilly begann deshalb mit ihren Ausführungen: „unsere Übung zu Beginn sollte euch begreiflich machen, wie ihr den Atem nutzen könnt, um ruhiger und entspannter zu werden und dadurch nicht nur die Geburt zu erleichtern, sondern dass ihr immer in eurem Leben ein Mittel habt, um zu mehr Gelassenheit zu finden. Ich möchte Euch erst einmal grundlegende Informationen geben, denn ich finde dies ein sehr interessantes und äußerst wichtiges Thema. Wusstet ihr zum Beispiel, dass der Sauerstoff in der Medizin den wichtigsten Platz einnimmt? Oder dass ihr mit einem langsamen tiefen Atemzug sechs- bis zehnmal mehr Luft aufnehmt, als mit einem normalen flachen? Neu ist Euch bestimmt auch, dass unser Gehirn 80 % des eingeatmeten Sauerstoffs verbraucht? Besonders interessant finde ich zudem die Tatsache, dass ihr den Reinigungsprozess eures Lymphsystems durch bewusstes und richtiges Atmen um mehr als das Zehnfache beschleunigen könnt. Und dass das Zwerchfell der größte Muskel des Körpers ist, dürfte wiederum den meisten bekannt sein, aber dass wir von ca. 750

Millionen Lungenbläschen im Schnitt nur jedes zwanzigste benutzen, ist eher unbekannt. Besonders wichtig finde ich auch zu wissen, dass 70% aller Abfallstoffe des Körpers über den Atem ausgeschieden werden. Weitere 20% werden über die Haut und nur 10% über Ausscheidungen des Verdauungstrakts entsorgt. Somit gilt also: Der Atem ist unser wichtigstes Lebenselexier für Körper, Geist und Seele. Wir sollten unseren Atemrhythmus kennenlernen, denn er ist der Rhythmus des eigenen Lebens!" Lilly setzte noch einmal an: „Durch gezielte Atem- und Bewegungsübungen können wir positiven Einfluss auf unseren Stoffwechsel und unser Herz-Kreislauf-System nehmen. Allein durch die Bauchatmung gelingt es uns, unseren Lymphfluss anzuregen. Da wir über unsere Atmung 70% unserer Stoffwechselprodukte ausscheiden, können wir durch die Atmung unseren Organismus sogar entsäuern! Die Körperhaltung verbessert sich, die Nerven werden gestärkt und unsere Bauchorgane werden durch bewusste Atmung massiert. Unsere Selbstheilungskräfte werden aktiviert. Wir werden stressresistenter, vitaler und ausgeglichener. Dies ist nicht nur in der Schwangerschaft wichtig. Wir machen gleich noch einmal eine kleine Übung dazu:

Eine Anleitung zu bewusstem Atmen

Setzt euch bequem hin und schließt die Augen! Entlasst alle Gedanken, konzentriert euch nur auf euch selbst. Beobachtet nun, wie der Atem ein- und ausströmt und verfolgt ihn durch den ganze Körper. Achtet darauf, dass ihr nicht nur in die Brust, sondern auch bis in den Bauch, beziehungsweise zum Zwerchfell hinunter atmet! Fühlt, wie er sich hebt und senkt. Versucht nun, folgenden Rhythmus zu finden: auf vier Takte tief durch die Nase einatmen, und doppelt solange durch den Mund auszuatmen. Schwirren störende Gedanken durch den Kopf, atmet sie sozusagen mit dem Atem aus. Ihr werdet bald die ungemein beruhigende Wirkung feststellen. Versucht diese bewusste Atmung in einer anstrengenden Situation einzusetzen und ihr werdet überrascht sein: Wo ihr früher vielleicht hektisch oder aggressiv wurdet, könnt ihr nun viel gelassener bleiben!" Nach diesen Worten begann Lilly wieder einige leichte Asanas für die Schwangeren anzuleiten und freute sich, dass sie ihre innere Ruhe nun doch wieder gefunden hatte. Atemübungen oder Pranayama war ungemein wertvoll. Auch das Feedback, welches sie am Ende der Stunde erhielt, gab ihr Recht. Jede der Kursteilnehmerinnen hatte bei sich eine Veränderung bemerkt. Da es alle Erstgebärende waren, gab es durchaus viele Ängste, die die Gruppe plagten. Nun konnte jedoch jede der Frauen zugeben, dass sie durch die Atemübungen eine tiefe Ruhe in sich verspürt haben und der Geburt dadurch deutlich gelassener entgegensehen.

SIEBEN

Maitri

Maitrî–karunâ–muditopeksânam sukha–duhkha–punyâpunya–vishayânâm bhâvanâtash chitta prasâdanam

मैत्री करुणा मुदितोपेक्षाणांसुखदुःख पुण्यापुण्यविषयाणां भावनातः चित्तप्रसादनम्

Yoga Sutra I-33: Der Geist wird geklärt durch Kultivierung von Freundlichkeit, Empathie, Zufriedenheit sowie Gleichgültigkeit gegenüber Freude, Leid, Erfolg und Misserfolg

Das durfte doch wohl nicht wahr sein. Lilly traute ihren Augen nicht. Was war das denn für eine negative Energie, die gerade im Raum war? Sie beobachtet wie zwei Teilnehmerinnen miteinander in Streit gerieten: „Das ist mein Platz, ich liege immer hier!" keifte die Eine. „Du irrst dich, dies ist mein Platz in meiner Yogastunde!", ließ die Andere nun verlauten. Zornig blickten die beiden sich an. Es war wie eine Szene aus einem schlechten Film, die typische Handtuch-Mentalität, die Urlauber gerne an den Tag legten, indem sie im Urlaub schon vor dem Frühstück eine Liege für sich am Hotel-Pool reservierten. Wenn es nicht so traurig gewesen wäre, hätte die Situation sicher Comedy-Qualität gehabt. Lilly versuchte zu vermitteln. Mit ihren Worten drang sie allerdings nicht zu den beiden Streithühnern vor. Sie merkte, wie sich erste Stress-Symptome bei ihr zeigten. Blitzschnell entschloss sie sich deshalb die Stunde anders zu gestalten als geplant. Statt der üblichen Aufwärmübungen zum Ankommen, bat sie alle ihre Matten wieder wegzuräumen und sich irgendwo im Raum zu plazieren. „Wir beginnen heute mit einer Gehmeditation, um zu erspüren, wie sich unsere Gedanken auf unsere Haltung auswirken. Beginnt im Raum umher zu laufen. Konzentriert euch nur darauf langsam zu gehen und zu atmen. Nicht mehr. Nur atmen und gehen." Langsam begann sich Lilly wieder zu entspannen und hoffte, dass es den Teilnehmern genauso ging. Auf ruhige Art sagte sie nun: „bleibt einen Moment stehen, nehmt eure Haltung wahr. Fragt euch: bin ich gerade und aufgerichtet? Oder eher etwas gebeugt in einer Art Schonhaltung? Wie fühlt sich meine Haltung an? Könnte ich sie mit einem Wort beschreiben? Und dann richtet euch ganz bewusst auf, zieht die Schultern zurück, lasst euch wie von einem unsichtbaren Faden gezogen nach oben führen. Bleibt in dieser Haltung und beginnt wieder im Raum umher zu laufen. Wie geht es euch damit? Hat sich etwas verändert, jetzt, da ihr so aufgerichtet seid?" Wieder ließ Lilly die Teilnehmer in sich hineinspüren. Dann begann sie diese langsam anzuleiten ihre Matten zu holen und führte die Stunde mit einigen Sonnengrüßen fort, bevor sie mit allen einige herzöffnende Übungen durchzuführte.

Nach den abschließenden Rückenübungen entschloss sie sich die Maitri-Meditation anzuschließen. Eine bekannte buddhistische Meditation, bei der man erst sich selbst und dann allen Lebewesen Mitgefühl sendet. Lilly spürte einfach, dass die Energie im Raum noch viel Bedarf daran hatte, auch wenn bei dem zweiten Versuch die Matten auszubreiten glücklicherweise keine wilden Platzkämpfe mehr ausgebrochen waren.

„Unsere heutige Meditation ist dem Mitgefühl gewidmet. Dabei geht es nicht darum, mit anderen Menschen Mitleid zu haben also mit ihnen zu leiden, sondern vielmehr ihnen Achtsamkeit und Respekt zu zollen. Mitgefühl hat einen hohen Stellenwert im Yoga. Es ist ein Gefühl, das dem Herzen entspringt, welches unsere innere Mitte symbolisiert. Wir fühlen mit uns und unseren Mitmenschen, ehren sie und ihre Art zu sein, respektieren und achten ihr Schicksal und fühlen uns auf eine besondere Art und Weise mit allen verbunden. " Lilly sprach weiter: „Mache es dir nun ganz bequem und schließe die Augen, konzentriere dich auf deinen Atem. Wenn du willst, lege deine Hände aufs Herz. Und dann sage Dir innerlich folgende Sätze:

- Möge ich glücklich sein,
- Möge ich mich sicher und geborgen fühlen.
- Möge ich gesund sein.

- Möge ich unbeschwert leben

Lilly sprach weiter: „Sage dir diese Sätze immer wieder, vielleicht auch mit einer Formulierung deiner Wahl. Aber bleibe so nahe wie möglich an diesen Worten und mache dich mit ihnen vertraut. Wie ein kleines Samenkorn können sie dann langsam ihre Wirkung entfalten..." Nach einiger Zeit fuhr Lilly fort: „ Und nun weite diese Sätze auf eine Freundin aus. Denke an jemand, den du gern hast und sage dieser Person gedanklich:

- Mögest du glücklich sein
- mögest du dich sicher und geborgen fühlen
- mögest du gesund sein
- mögest du unbeschwert leben...."

Lilly ließ die Worte im Raum stehen. Für sie fühlte es sich nun gerade richtig an, nur den ersten Teil der Maitri-Meditation durchzuführen. Sicher konnte sie in naher Zukunft ihren Teilnehmerinnen die weiteren Schritte nahebringen. Auch neutralen und dann sogar weniger gemochten Menschen alles gute zu wünschen. Und mit dem Teil zu enden, der die ganze Welt inklusive allen Lebewesen umfasste. Heute war es gut so wie es sich jetzt eben zeigte. Sie begann wieder zu sprechen: „Langsam, ganz langsam komme mit deinen Gedanken zurück hierher. Beginne deinen Körper wieder zu beleben, Pumpbewegungen mit den

Händen durchzuführen, mit den Beinen Fahrrad zu fahren, dich zu recken, zu strecken, zu gähnen,...

Und da war es – ein kleines Wunder. Irgendetwas hatte sich verändert, Lilly spürte es genau. Sah es in den leuchtenden Augen der Frauen. Die Stunde endete ruhig – fast andächtig. Es fühlte sich einfach gut an.

Eine innere Freiheit, welche Lilly ermutigte genau so weiterzumachen. Mehr und mehr auf ihr Bauchgefühl zu hören. Ihre verschüttete Intuition wieder zu beleben, ihr zu vertrauen. Und selbst anzunehmen, dass auch sie nichts leisten musste. Sondern einfach nur sein durfte. Ihren Teilnehmern Wegweiser wurde, nicht ein Geber, der sich verausgabt. Hier den Unterschied zu machen und ihn selbst zu verstehen war vermutlich das große Geheimnis, welches sich ihr nun in ungewohnter Art zeigte. Wohl wissend, dass sie auch diesen Augenblick nicht festhalten konnte. Aber immerhin gab es ihr die Hoffnung, dass Wunder einfach geschehen. Sich etwas veränderte, wenn man es nur zuließ.

A C H T

Pratyahara (das Zurückziehen der Sinne)

2.54. स्वविषयासंप्रयोगे चित्तस्य स्वरूपानुकारैवेन्द्रियाणां प्रत्याहारः
svaviṣaya-asaṁprayoge cittasya svarūpānukāra-iv-endriyāṇāṁ pratyāhāraḥ

sva = eigen, sein
viṣaya = Wahrnehmbar, Erfahrbar, Objekt, Gegenstand
a = verneinung, nicht
saṁprayoge = in Berührung kommend, Zusammenkommend, Vereint
cittasya = Denken, Bewusstsein, Geist, Geistfeld
svarūpa = eigene Form, eigene Natur
anukāra = nachahmen, übernehmen
eva = als ob, wie
indriyāṇām = durch die Sinne, mit den feinstofflichen Organen
pratyāhāraḥ = wörtlich: nicht nähren, nach Innen richten der Sinne

Dieses Sutra wird in etwa so übersetzt: *„Die Aufmerksamkeit geht nach innen und die Sinneswahrnehmungen gehen mit.“*

Heute war wieder einer dieser Tage... Es ging Lilly ganz und gar nicht gut. In Ihrem Kopf herrschte Chaos. Er dröhnte und fühlte sich an, als wäre er doppelt so groß wie üblich. Hoffentlich waren dies nur Kopf-schmerzen und nicht ein sich anbahnender Migräne-anfall. Sie atmete tief durch. Ob sie das Studio lieber geschlossen ließ? Aber wie sah das aus. Eine kranke Yogalehrerin? Ein Ding der Unmöglichkeit. So schien es jedenfalls von allen gesehen zu werden. Der Druck der Erwartungen an eine Yogalehrerin war etwas, was Lilly nur schwer aushalten konnte. Machte sie sich diesen Druck, indem sie einem bestimmten Bild entsprechen wollte? Die Kopfschmerzen zeigten sich nicht ohne Grund. Aber wie sich davon befreien? Zu sich zu stehen und zeigen, dass man Mensch war und somit Fehler und Schwächen hatte, wie alle anderen auch? Eigentlich war es ganz einfach, oder? Eigentlich... Lilly rollte die Yogamatte vor ihrem Bett aus und legte sich einfach darauf. Das Wort „Pratyahara“ tauchte vor ihren inneren Augen auf. Vielleicht versuchte sie es einfach einmal damit. Sie schloss die Augen und versuchte die Gedankenstürme in ihrem Kopf weiterziehen zu lassen. Sich nicht daran festuhalten. Einfach nur weiterzuatmen und die Sinne ganz bewusst von außen abzuziehen, nach innen zu spüren. Nicht leicht, wie sie feststellte wenn der Kopf brummte. Wie aus dem Nichts kam Lilly dann die Erkenntnis, dass sie sich auch selbst zu sehr unter Druck setzte. Sie perfekt sein wollte. Die beste, strukturierteste und beliebteste. Sie stand auf, nahm eine Kopfschmerztablette, welche noch ganz hinten in ihrem Badezimmerschrank versteckt war und legte sich zurück auf die Matte.

Yoga half, aber es war kein Allheilmittel. Sie erkannte, dass die Kopfschmerzen ein Zeichen ihrer Seele waren, sie auf etwas hinzuweisen. Ihr Selbst, die ursprüngliche Lilly schien ihr mehr und mehr entglitten zu sein. Wieder füllte sie nur ein Bild aus, welches vermeintlich vorgegeben war. Die perfekte Yogalehrerin – immer gesund und gut drauf. Das kleine Mädchen, welches mit wehenden Haaren im elterlichen Garten auf der Schaukel saß und mit Schwung immer höher und weiter kam, die Lebendigkeit ihrer früheren Jahre schien völlig verloren. Nur der Hauch einer Erinnerung. Wo war dieser kleine Wildfang nur hin? Das unerschrockene fröhliche Mädchen, ihr Selbst? Lilly atmete tief durch. In diesem Moment kam ihr schlagartig die Erkenntnis, dass dieses kleine Kind noch immer in ihr wohnte und gerne wieder mehr Beachtung wünschte. Sie keine Anteile von sich verdrängen durfte, sondern annehmen sollte, was sich in ihr zeigte. Sie war dieses und jenes, eine Mischung aus vielen Anteilen, welche sie als Mensch einzigartig machten. Auch die Worte von Deva Premal, der bekannten Musikerin, welche mit ihrem Partner Miten viele schöne Mantra chantete und veröffentlichte fielen ihr ein: „Selbst wenn man erleuchtet ist, sind die Gefühle der Angst und Wut noch vorhanden. Aber man feiert sie als Energie, nimmt sie wahr und wertet sie nicht. Perfekt zu sein, bedeutet so zu sein wie man ist...“ So oder ähnlich waren die Worte, welche diese auf der CD mit den „21

Tage Meditationen“ sprach. Lilly rief sich den letzten Satz noch einmal ins Gedächtnis: **Perfekt zu sein, bedeutet so zu sein, wie man ist!** Dies würde wohl zukünftig ihr ganz persönliches Mantra werden. Deutlich gelassener streckte sie sich nun auf der Matter aus. Sie öffnete die Augen wieder und gähnte zum Abschluß herzhaft. Die kurze Entspannung hatte tatsächlich gutgetan, wenn der Gedankenstrom auch nicht endete, so hatte sie zumindest eine neue Erkenntnis bekommen. „Ich bin, wie ich bin und so bin ich gut genug!“ wiederholte sie immer und immer wieder. Lilly versuchte zu spüren, was dies für sie bedeutete. Diesen Satz mit Leben oder noch besser mit Gewissheit und Selbstvertrauen zu füllen. Sie räckelte sich ein weiteres Mal und stand dann auf. Mit neuem Schwung machte sie sich auf, um nun in ihr Studio zu kommen. Diesmal aber auch mit dem Gedanken, dass sie sich zukünftig an schlechten Tagen auch eine Auszeit erlauben wollte. Sich nicht durch den Tag zu schleppen, sondern ihre eigenen Bedürfnisse und ihr Befinden wahrzunehmen und achtsam mit sich umzugehen. Natürlich wusste sie durchaus, dass dies nicht immer möglich sein würde, sie immer und immer wieder in ihre Muster verfallen würde. Aber sie war sich trotzdem sicher, dass sie es versuchen würde. Lilly wollte bei sich bleiben, um sich nicht mehr zu verlieren. Sie spürte in sich hinein. Ja, so fühlte es sich gut an. Durch die ganzen Erkenntnisse waren ihre Kopfschmerzen nun wie weggeblasen. Oder war es die Tablette? Die kurze Entspannung? Eventuell auch ein Mischung aus allem. Wie auch immer, Lilly wollte es nicht weiter hinterfragen, sondern auch hier annehmen, dass es so ist. Es viele Wege gab. Hauptsache es half. Ein schlechtes Gewissen diente jedenfalls niemandem. Viele bekannte Weisheitslehrer hatten schon geschrieben, dass es durchaus besser sei, bei Schmerzen zu Arzneimitteln zu greifen. Wenn es einem wieder besser geht, sollte durchaus hinterfragt werden, weshalb sich die Schmerzen gezeigt haben. Die Allopathie darf nicht verpönnt werden, besser ist es immer sowohl Homöopathie als auch diese nebeneinander existieren zu lassen. Die beste Mischung zu finden, damit das Eine das Andere ergänzen kann. Keine Dogmen – nichts ablehnen. Annehmen und loslassen . Ein Thema, welches immer wieder im Leben präsent ist.

NEUN

Dhyana - Meditation das Herz des Yoga

2.11 ध्यान हेयाः तद्वृत्तयः
dhyāna heyāḥ tad-vṛttayaḥ

dhyāna =Meditation, Versenkung
heyāḥ = zu Vermeidendes, zu Überwindendes, zerstören
tat = deren, dessen, diese
vṛttayaḥ = Wellen, Gedankenwellen, Trübungen des Geistfeldes

„Durch Meditation werden die leidvollen Gedankenwellen überwunden."

Dhyana (die Meditation/Verbindung)
Die Versenkung in den Fluss der Aufmerksamkeit im Hier und Jetzt.

Lilly schlug leise die Klangschale an. Langsam, ganz langsam kehren wir mit unseren Gedanken wieder zurück hierher. Atmen einige Male tief ein und wieder aus, bevor wir unsere Augen öffnen und noch einen Moment in der Stille verharen. Sie liebte diese Morgenmeditation, die sie neuerdings in ihrem Studio anbot. Da Lilly ihren Tag generell gerne mit einer Meditation begann, dies aber hier mit anderen Menschen nochmal eine ganz andere, um nicht zu sagen eine viel bessere Energie entstehen ließ, hatte sie sich dazu entschlossen diese Morgenmeditation auf Spendenbasis täglich durchzuführen. Und es war immer wieder schön, trug sicher nicht nur sie gelassener durch den Tag. Zudem blieben einige gleich da, um dann in der Folgestunde mit ihr mehrere Zyklen der Sonnengrüße zu starten. Seit sie dies machte, fühlte sie sich wesentlich selbstsicherer und entspannter in ihren Kursen. Angeboten hatte sie diese Veranstaltung durch ihre Intuition. Da sie gerne und oft in den Yoga Sutren las, erkannte sie, dass das eigentliche Kernstück des Yoga die Meditation ist. Angefangen mit Sutra 1.2

Y*oga ist das zur Ruhe bringen des Geistes, s*etzte sich dies weiter fort:

(Sutra 1.12) Übung ist die ständige Bemühung, die Beruhigung der Bewegungen im Geist fest zu begründen

und weiter:

(Sutra I.32) Zur Überwindung der Hindernisse übe man die auf ein Objekt konzentrierte Meditation

Am bedeutensten zu diesem Thema fand sie folgende Stelle, welche sich auch noch einmal auf Pranayama bezog:

(Yoga Sutra I.34) Der Geist wird klar durch (kontrolliertes) Ausstoßen oder Anhalten des Atems

Dies empfand sie als die Essenz. Sie wollte Klarheit erlangen. Lilly war überzeugt, dass genau diese innere Klarheit zu der wahren Freiheit führte. Natürlich könnte sie auch alleine meditieren. Und dies machte sie oft. Die Zeit mit den Teilnehmern und die Energie, welche sich aus solch einer Gruppenmeditation ergab, war jedoch unbeschreiblich. Sie fühlte sich in diesem Moment nicht nur mit der Gruppe, sondern manchmal sogar mit der ganzen Welt verbunden. Spürte, dass sie dann die Erfahrungen, wie in Sutra 1.35 beschrieben teilen durfte, was sie noch viel intensiver machten:

die Meditation über subtile Sinneswahrnehmung führt zur Stabilität des Geistes.

Meditation war nicht von Yoga zu trennen. Diese Verbindung zu lehren fühlte sich für Lilly wundervoll an. Und eines Tages würden dann auch alle ihre Schülerinnen verstehen, wie Sutra 2.47 gemeint ist:

Die Asana soll in tiefer Entspannung und mit Meditation über das Unendliche erfolgen

Wenn dies umgesetzt wird, dann ist Meditation nicht nur das Herz des Yoga, sondern Yoga reine Meditation. Das zu vermitteln war nun ihr größter Wunsch geworden, nachdem sie selbst verstanden hatte welche wundervollen Auswirkungen dies auf ihr Leben haben konnte. Es war zwar unbeschreiblich, dennoch hatte es Lilly in ihrem persönlichen Yoga-Tagebuch wie folgt formuliert: *Meditation führt mich zu mir selbst.*

Ich bin eins mit mir und allem um mich herum. In diesen Momenten scheint mich nichts aus der Ruhe zu bringen...

Ob sie diese Stabilität, welche sie durch die Meditation erhielt in den Alltag hinüberretten konnte? Was dies möglich? Oder war das Leben eher wie eine Achterbahn? Der Unterschied war nur, dass sie vielleicht erkannte, dass nach jedem Hoch ein Tief kam und umgekehrt? Je gelassener sie wurde, desto mehr lehrnte sie vielleicht auch dies anzunehmen und zu verstehen.

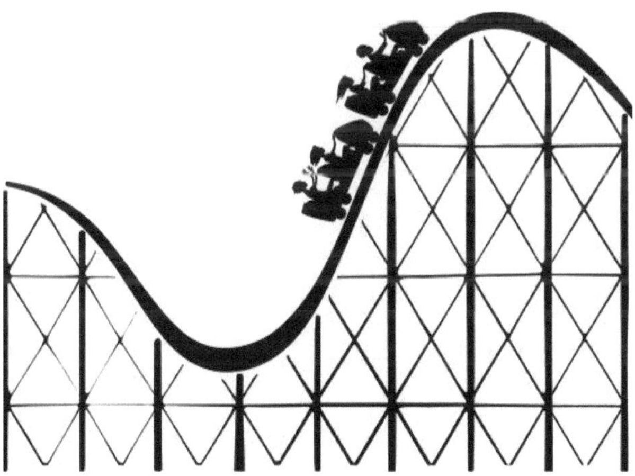

(Bild: www.pixabuy.de)

ZEHN

Alltag

Lilly saß hinter ihrem Tresen und bereite Tee für die anwesenden Teilnehmer vor. Immer mehr der Kunden nahmen ihr Angebot an und verweilten noch eine zeitlang in ihrem eigens dafür eingerichteten Lesecafé. Die neuesten Yoga Zeitschriften wurden durchgeblättert, aber auch die Yogasutren fanden immer mehr Beachtung, wie sie erfreut feststellte. Gerade näherte sich ihr Tom, der wohl eine Frage auf den Lippen hatte, als die Tür aufging und ein Mann völlig aufgedreht hereinkam. Lilly traute ihren Augen nicht – es war Alexander ihr Ex. Was wollte der denn hier? Bestimmt kein Yoga machen! „Hier bist du also!“ Rief er aus. „es tut mir alles schrecklich leid, das war ein...“ Lilly hielt sich die Ohren zu. Leise zischte sie ihm zu: „Verschwinde!“ Das hatte ihr gerade noch gefehlt. Was wollte der denn hier? War ihm das Geld ausgegangen? Hatte er gemerkt, was er an ihr verloren hatte? Lilly spürte tief in sich hinein. Da war... nichts. Einfach gar nichts mehr. Ihre Gefühle waren wie abgeschnitten. Und dies, obwohl Alex der erste Mann in ihrem Leben war, ihre große Liebe. Seltsam. Sie spürte weiter in sich hinein. Von den Grundtugenden welche Patanjali für ein gutes Miteinander als wichtig erachtete, konnte sie momentan auch keine vorfinden. Weder Maitri, das Mitgefühl, noch Karuna das Mitleid. Aber auch an Upeksha der Gelassenheit fehlt es ihr in diesem Moment. Dafür stieg langsam aber sicher eine ungeheure Wut in ihr auf. „Was willst du?", fragte sie resigniert. „Na dich!" Sagte Alex nun und setzte ein verführerisches Grinsen auf. „Das hättest du dir früher überlegen sollen, bevor du dich mit dieser... in meinem Bett breitgemacht hattest!" „Lilly,... bitte, gib mir doch noch eine Chance!", flehte er. Fast bekam sie nun doch noch Mitleid mit ihm. Als sie bemerkte, dass sich ihr immer mehr Augenpaare zuwandten, atmete sie einmal tief durch und sagte dann: „Ich rufe dich an, wir reden irgendwo in Ruhe miteinander, nun habe ich zu arbeiten. Bitte geh!" Alex drehte sich etwas widerwillig um, schenkte ihr noch einmal ein bezauberndes Lächeln, welches sie früher immer um den Verstand gebracht hatte, nun aber seine Wirkung gänzlich verfehlte. Dann ging er tatsächlich hinaus. Lilly starrte ihm noch einen Moment nach, seufzte dann und beschloss sich wieder auf Yoga zu konzentrieren. Schließlich wollte sie eine richtige Yogini werden, welche sich nicht von den Stürmen des Alltags hin- und herreißen ließ. Nach diesem kurzen Gespräch, welches sie innerlich sehr aufwühlte wurde ihr deutlich bewusst, dass es ein langer Weg sein würde. Was Alex wohl gewollt hatte? Sie war sich sicher, dass sie ihn nicht zum letzten Mal hier antraf. Ein Anflug von Panik überkam sie. Die ganze Wucht der Vergangenheit traf Lilly nun wie eine Keule. Sie zwang sich weiterzuatmen. Es war ja nichts passiert. Sie schwebte in keiner Gefahr. Alles ist gut, murmelte sie gebetsmühlenartig vor sich hin. Dennoch zitterte sie am ganzen Körper. Hoffentlich ist der Tag bald vorbei. Aber ihre Gedanken drehten sich immer und immer wieder um Alex. Was will er? Wird sie seinem Charme erneut verfallen? Bilder aus der Vergangenheit kamen in ihr Bewusstsein. War sie damals an seiner Seite glücklich gewesen? Es schien ihr als hungerte sie früher nach dem Leben und hatte es gleichzeitig auch satt. Die ewige Sucht nach mehr, nie war etwas genug. Noch teuere Reisen, luxuriösere Restaurants, Partys. Alles war im Rückblick wie ein ferner Planet, den sie nun verlassen hatte. Aber war dies wirklich so? Warum brachte Alex Anwesenheit sie immer noch beinahe um den Verstand, obwohl sie im ersten Augenblick keine Gefühle mehr für ihn bei sich wahrgenommen hatte? Was wollte sie eigentlich vom Leben? Was wollte sie hinterlassen? Vieles hatte sich in ihr verändert, seit sie die Ausbildung zur Yogalehrerin gemacht hatte. Und doch schien es ihr in diesem Moment, als mache sie sich selbst etwas vor. Andererseits reifte gleichzeitg genau in diesem Moment die Erkenntnis in ihr, dass sie viele Facetten hatte. Sie war die wilde, ungestüme Partymaus und gleichzeitg die ruhige, ausgeglichene Yogalehrerin. Das Bild der Hindu-Göttin Dhurga tauchte nun vor ihrem geistigen Auge auf. Eine Göttin die auf dem Tiger reitet. Voller Kraft, ungebunden und frei, aber auch eine richtige Yogini. Diese Bilder fesselten sie. Lilly wurde bewusst, dass es wichtig war, alle ihre Wesenszüge anzunehmen, zu integrieren. Und sich die Eigentschaften zunutze zu machen, die jeweils gebraucht werden. Dass das Eine neben dem Anderen bestehen kann. Nichts verdrängt werden muss. Es gibt kein Schatten ohne Licht. So leicht ihr diese Erkenntnis gerade in den Sinn kam, so würde es wohl doch seine Zeit dauern, diese in ihrer ganzen Bedeutung umzusetzen. Dennoch fühlte sich Lilly nun wie befreit. Es war, als ob sich in ihr etwas öffnete. Vielleicht ein lang verdrängter Anteil? Ein kleines Lächeln umspielte ihre Lippen. Das Leben war spannend. Ein chinesisches Sprichwort kam ihr in den Sinn:

Das Leben ist wie ein Fluss.

Manchmal fließt er schneller,

manchmal langsamer,

aber nirgends kann man ihn aufhalten.

So war es. Das Leben ging immer weiter. Man konnte nichts festhalten, nichts von sich schieben. Lilly spürte auch, dass dies genauso bedeutete, dass man lebenslang lernte. Jede Erfahrung einen weiterbrachte. Vielleicht sogar stärkte, wenn man sie bewusst annahm und als Lehre verstand. Ob es jemals leichter wurde? Oder ob die Prüfungen des Lebens zunahmen, je mehr man „wuchs“? Die Antwort würde nur die Zeit bringen.

ELF

Tom

Tom hatte gerade beschlossen Lilly endlich anzusprechen. Seit er in ihrem Studio an den Yoga-Kursen teilnahm hatte sich viel in ihm verändert. Es war, als wäre ein Samen gepflanzt, welcher allmählich aufging. Eine Blume entspang daraus, noch ganz zart. Er konnte wieder besser schlafen und fühlte sich weniger gestresst bei seiner Arbeit. Einzig seine Beziehung hatte gelitten. Mit seiner Freundin hatte er sich auseinandergelebt. Für seine Yoga-Aktivitäten hatte diese leider überhaupt kein Verständnis, tat das ganze als „esoterischen Schwachsinn“ ab. Zu diesen „Freaks“ wie sie meinte, brächten sie keine zehn Pferde. Mit Engelszungen hatte er auf sie eingeredet. Irgendwann kam es dann zum großen Knall, in dem unschöne Worte die Seiten wechselten. Aber so war es jetzt und er dachte: „vielleicht lieber ein Ende mit Schrecken, als ein Schrecken ohne Ende?“ Mittlerweile unterhielt er sich viel lieber mit Lilly. Hörte ihre sanfte, ruhige Stimme. Beobachtete ihre fließenden und anmutigen Bewegungen. Auch wenn er spürte, dass er selbst noch nicht bereit für eine neue Beziehung war, so wollte er diese Frau doch unbedingt näher kennenlernen. Von ihr ging ein Strahlen aus, welches er nie zuvor bei einem Menschen beobachtet hatte. Es schien, als leuchte sie von Innen. Nun fasste Tom sich endlich ein Herz, als dieser Typ hereingeschneit kam. Er konnte nicht hören, was die beiden miteinander besprachen. Aber er spürte und er sah eine Veränderung bei Lilly. Es schien, als wackle das beschriebene innere Licht. Wie eine Kerze, deren Flamme kleiner wird und im Wind langsam erlischt. Oh – es schien ihr gar nicht gut zu gehen. Konnte Tom es nun wagen, sie anzusprechen? Was sollte er sagen? Er hielt sich für ziemlich ungelenk in solchen Angelegenheiten. Unbewusst hat er sich wieder an seinen Platz zurückgesetzt. Innerlich machte er sich selbst Vorwürfe. „Was bist Du für ein Idiot! Diese Frau braucht eine starke Schulter, ein freundliches Wort. Nie schaffst du es Frauen aufzubauen oder zum Lachen zu bringen. “ Ein Gedanke jagte den nächsten und er ging dabei keineswegs freundlich mit sich um, was die Sache auch nicht besser machte – im Gegenteil. Durch diese Beschuldigungen traute er sich nun überhaupt nicht mehr etwas zu tun, geschweige den etwas zu sagen. Die Gelegenheit war vorbei. Er ließ den Kopf hängen und fragte sich, ob er zu euphorisch war. Kurz zuvor noch dachte er Yoga könne alle sein Probleme lösen. Einen anderen Menschen aus ihm machen. Und schon hatten ihn seine alten Muster wieder eingeholt. Plötzlich kam ihm ein Gedanke. Mit neuer und ihm völlig unbekannter Energie atmete er kurz durch und stand wieder auf. Er bewegte sich nun zielsicher auf Lilly zu, lächelte schüchtern und sagte: „Entschuldige, darf ich eine Frage stellen? Ich denke immer wieder, dass Yoga einen gelasseneren Menschen aus mir macht und merke nur allzu schnell, dass dies nicht der Fall ist. Gibt es eine Übung oder irgend etwas, was mir helfen könnte?“ Ein Strahlen huschte über Lillys Gesicht. Die von Tom bemerkte Flamme schien wieder zurückzukehren. „Yoga macht dich nicht zu einem besseren Menschen. Es ist auch kein Allheilmittel. Aber es hilft sicher und immer dein Leben bewusster zu leben. In kleinen Schritten Gewohnheiten zu verändern. Sei es von Gedanken oder auch von Handlungen. Oft und das ist für mich persönlich noch viel wichtiger hilft es aber einfach sich selbst zu akzeptieren und anzunehmen wie man einfach ist. Loszulassen und zu vertrauen, dass das Leben seine Wege findet. Verstehst du , was ich meine?“ Tom nickte. Sein Verstand konnte die Worte nicht nachvollziehen, aber etwas anderes in ihm erkannte die Wahrheit die dahintersteckte. Annehmen was ist, liebevoll mit sich umgehen, dies sollte sein Weg sein. Schließlich und letzendlich hatte er sich nun ja doch noch getraut. Er spürte, wie eine positive Welle auf ihn zukam. Eine Verbundenheit, mit der ihm eigentlich völlig unbekannten Person ergriff ihn. Und diese Verbundenheit fühlte sich unglaublich an. Wunderbar und leicht wie eine Feder.

ZWÖLF

Yoga?

Die Tage und Wochen vergingen. Oft war Lilly im Flow. Ganz mit sich im Reinen. Dann gab es jedoch wieder Phasen, in denen sie erneut zweifelte. Bin ich gut genug? Lebe ich Yoga wirklich so, wie ich es gerne tun würde? Oft spürte sie auch den Druck der Erwartungen. Oder meinte ihn zu spüren. Es schien ihr, dass sie böse Blicke erntete, wenn sie zwischendurch ein Yoghurt aß. Lilly war Vegetarierin, verzichtete gerne auf Fleisch, denn sie wollte nicht, dass ein Tier für sie sterben musste. Sich ganz vegan zu ernähren schaffte sie jedoch noch nicht. Manchmal ärgerten sie die endlosen Diskussionen unglaublich, ob eine Yogalehrerin den nicht ganz auf tierische Produkte verzichten sollte. In den Sutren stand jedenfalls nichts eindeutiges dazu geschrieben. Und ihre Arbeit litt sicher auch nicht darunter. Lilly fühlte sich manchmal in eine Schablone hineingepresst, die nicht immer zu ihr passte. Andererseits fehlte ihr auch das Selbstvertrauen zu sich und ihren Essensgewohnheiten zu stehen. Dies abzugrenzen. Ihre Gedanken, wie sie damit umgehen sollte drehten sich im Kreis. Und machten sie verrückt. Es gab hier einfach keine Lösung, keine allgemeingültige Aussage. Lilly musste unbedingt an ihrer Autorität arbeiten. Sich sicher werden, was sie will, wie sie Yoga und dessen

Philosophie vermitteln möchte und klar Standpunkt beziehen. Wenn es nur so einfach wäre... Diese Gedanken gingen durch ihren Kopf, als sie wieder einmal nach der Stunde hinter ihrem Tresen saß und lesen wollte. In diesem Augenblick klingelte plötzlich das Telefon und holte sie wieder zurück aus ihrer Gedankenwelt. Was für ein Glück. Sie atmete tief durch, bevor sie abnahm. „Atemmeer die Wohlfühloase, Lilly am Apparat – wie kann ich Dir helfen?“ kam ohne zu zögern über ihre Lippen. „Hallo Lilly, ich bin es Alex! Ich möchte dich gerne treffen, um mit dir zu reden“, schallte es aus dem Hörer und sie lief feuerrot an. Der hatte ihr nun gerade noch gefehlt. Seit dem Tag, als er hier im Studio plötzlich aufgetaucht ist, war ihr klar geworden, dass dieses Kapitel noch nicht abgeschlossen war. Geichzeitig war sie wütend und hatte große Angst, dass Alex sie noch einmal verletzten könnte. Nein, momentan war ihr ein Treffen nicht möglich. Erst, wenn sie wieder zu ihrer in Indien erfahrenen Selbstsicherheit zurückgefunden hatte, stabil in iher Mitte ruhte und sich bewusst war, was sie wirklich wollte, konnte sie sich auf ein Treffen einlassen. Aber wie sollte sie ihm dies sagen? Wie so oft in letzter Zeit wurde ihr bewusst, dass hier alte Muster durchwirkten. Was war nur mit ihr los? Es ging doch alles seinen Weg? Am Eröffnungstag dieses Studios schien ihr alles so klar. Sie erinnerte sich an die Welle des Glücks, welche sie durchzogen hatte, selbst als ihr abends die Zweifel kamen. Was war nur passiert? Wann kam Lilly von ihrem Weg ab? „Hallo, bist du noch da?“ schallte es aus dem Hörer. Lilly schluckte. „Ja, aber ich habe momentan keine Zeit für dich“ und auch keine Lust fügte sie in Gedanken hinzu. Was bildete er sich denn ein? „Ich melde mich, wenn ich frei habe“, sagte sie dann deutlich hörbar. „Aber Lilly“ versuchte Alex schmeichelhaft, „für mich wirst du doch noch ein paar Stündchen frei machen können?“ Mit einem knappen „Nein“ legte Lilly rasch auf. Pah! Der kommt mir gerade Recht“ , dachte sie ganz unyogisch. Wie lange würde er sich wohl hinhalten lassen? Sie kannte ihn lange genug, um zu wissen, dass er nicht einfach aufgab. Warum auch immer er jetzt wieder aufgetaucht war, er führte bestimmt etwas im Schilde. Für Lilly war der Zeitpunkt jedenfalls mehr als ungünstig. Sie hatte gerade viel zu viel um die Ohren. Die Leitung eines Studios hatte sie sich wesentlich einfacher vorgestellt. Erschwerend kam ihre eigene Krise hinzu. Solange sie nicht mit sich im Reinen war, war sie viel zu anfällig für Alex Charme. Am liebsten würde sie jetzt gerade alles hinwerfen und flüchten. Irgendwie wuchs ihr alles über den Kopf. Eine innere Unruhe plagte sie. Mit dieser ruhig und ausgeglichen zu bleiben fiel ihr schwer. Dabei den Teilnehmern auch noch zu vermitteln, dass Yoga einem immer hilft erschien gerade nahezu unmöglich.

Wie sollte es nur weitergehen?

DREIZEHN

Der Rückfall

Nun war es passiert! Da lag Lilly mit geschlossenen Augen. Sie spürte, wie sich jemand über sie beugte. Der Kopf dröhnte und in den Ohren brummte es. Warum nur war es soweit gekommen? Lilly war wütend auf sich selbst. Wie hatte sie es zulassen können, dass sie trotz Yoga wieder in ihr altes Fahrwasser geriet. Immer mehr und mehr machte. Da noch ein Kurs, eine Einzeltherapie, die Büroarbeit. Erneut hatte sie einen zehn bis zwölf Stunden Tag. Nur mit dem Unterschied, diesmal deutlich weniger zu verdienen als früher. Sie gestand sich endlich ein, was sie einfach nicht wahrhaben wollte. Lilly brauchte Hilfe und Unterstützung. Sie sollte ein oder zwei andere Kursleiter einstellen und sich wieder mehr um sich selbst kümmern. Auf sich achten. Denn eigentlich war genau dies Yoga. In ihrer Ausbildung hörte sie einmal den Satz ihres Lehrers:

Wenn Du nicht für Dich sorgst, wer soll es dann tun?

So oft musste sie schon daran denken. Nur man selbst ist sein eigener Chef, sollte deshalb wissen, was man sich zumuten kann. Wie will man die Grenzen eines Anderen achten, wenn man nicht einmal seine eigenen kennt? Geschweige denn diese einhält. Ihr war zum heulen zumute. All die Anzeichen der letzten Wochen

– sie hätte spüren müssen, dass sich etwas abzeichnete. Zu oft fühlte sie sich müde und gleichzeitig unendlich leer. Nahm die Schönheiten ihres Umfeldes nicht mehr wahr. Die Kleinigkeiten, welche ihr zuvor noch ein Lächeln auf das Gesicht zauberten. Weder Blumen, noch Schmetterlinge oder gar die Vogelstimmen, welche ihren Nachhauseweg zuvor mit ihrer Lebendigkeit verzaubert hatten – nichts kam mehr an sie heran. Stattdessen zog sie ihre Gedankenspirale mehr und mehr nach unten in den Keller. War das alles? Wofür lebe ich? Auch die Frage: Was will und wünsche ich mir vom Leben fand keine Antwort. Kein Reiseziel, welches sie noch lockte. Weder Indien noch Bali, die Insel der Götter, schien ihr attraktiv genug. Und doch war tief in ihr das Samenkorn Yoga, welches sich entwickelt hat. In diesem kleinen Korn spürte Lilly ihre Kraft, da war Hoffnung oder vielmehr das Wissen, dass sie sich selbst wieder aus diesem Tief befreien konnte. Aus eigener Kraft - aber nicht allein. Hilfe annehmen, Arbeit abgeben. Die Kurse aufteilen. Vielleicht würde gerade dadurch der Erfolg des Studios größer, denn mit anderen Lehrern würden auch neue Teilnehmer kommen. Lilly zwang sich auf ihren Atem zu achten. Ein – aus, Ein – aus,... Immer noch war ihr hundeelend zumute. Aber sie konnte doch langsam wieder aufstehen und zur Tür gehen. Zuerst bedankte sie sich bei den Menschen, welche ihr gerade geholfen hatten und unfreiwillige Zeugen des Zusammenbruchs waren.

Glücklicherweise waren es nur eine handvoll, welche noch in ihrem Lesecafe geplaudert hatten. Sie versicherte ihnen, dass sie soweit in Ordnung war und nun erst einmal ein paar Tage Zeit für sich benötigte und geleitete die Kunden freundlich, aber bestimmt hinaus. Dann schloss sie die Tür ab und schrieb auf ein Blatt Papier: „vorübergehend geschlossen“ . Dies klebte Lilly gut sichtbar an die Tür. Wie ein Mantra sagte sie immer wieder: „ein Schritt nach dem anderen, ein Schritt nach dem anderen,...“ Dann setzte sie sich vorsichtig in den Meditationsraum, schloss die Augen und sammelte sich. Machte ihren Kopf leer, um wieder zu sich zu finden. Sie vertraute darauf, dass die Lösung zu ihr kam, wenn endlich wieder Ruhe in ihr einkehrte.

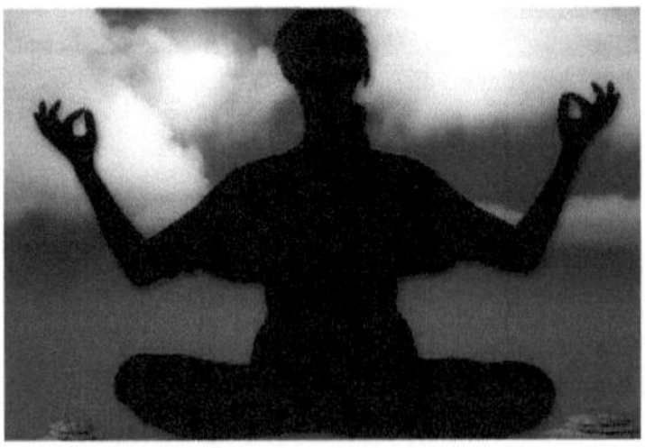

(Bild: www.pixabuy.de)

VIERZEHN

Alles auf Anfang

Seit Wochen war das Studio geschlossen. Tom kam regelmäßig auf seinem Weg nach der Arbeit vorbei um nachzusehen, ob es wieder geöffnet hatte. Als er vor einem Monat zu seiner liebegewordenen Yogastunde kommen wollte, hing ein einfaches Schild im Fenster: „Vorübergehend geschlossen". Weiter nichts. „Was da wohl los war", fragte er sich. Das Studio schien prima zu laufen, die Kurse waren gut besucht. Für Tom war es fast zu einer zweiten Heimat geworden und er hatte bemerkt, wie gut ihm die Philosophie des Yoga tat. Er fühlte sich ausgeglichener und ruhiger, weniger gestresst. Scheute sich aber auch nicht mehr vor Auseinandersetzungen. Weder mit seinen Vorgesetzten noch mit den Kollegen auch nicht mit seiner nun Ex-Partnerin. Er hatte gelernt zu sich und seiner Meinung zu stehen. Ohne dass er auf dieser beharrte. Tom konnte wirklich von sich behaupten, dass Yoga ihm geholfen hatte, seine innere Stärke zu finden. Umso mehr fehlten ihm nun die regelmäßigen Stunden in diesem Studio. Er hatte es in anderen Yogakursen dieser Stadt versucht. Dort wurde aber mehr Wert auf die Asanas gelegt und weniger die Philosophie dahinter vorgestellt. Die Yogasutren wurden kaum angesprochen, was er schade fand. Auch die Gruppen waren anders zusammengesetzt wie hier, in Lillys kleiner Oase. Ach Lilly. Er schluckte. Die zarte Yogalehrerin hatte es ihm wirklich angetan. Wie es ihr wohl ging. Sie war zuletzt sehr blass gewesen, obwohl sie immer mit viel Freude unterrichtet hatte. Ob sie sehr krank war? Tom hatte das Gefühl, etwas tun zu müssen. Nur was? Plötzlich stutzte er, das Schild war verschwunden. Etwas zaghaft drückte er die Tür nach innen auf und tatsächlich, sie war geöffnet. Hinter dem Tresen stand allerdings eine ihm völlig fremde Person. „Hallo – nur hereinspaziert. Ich bin Antonia, Lillys Freundin und werde ab heute auch hier unterrichten. Hast Du schon früher hier Kurse genommen?“ , sprach sie ihn fröhlich an. Tom bejahte und freute sich, dass es nun scheinbar weiterging. Nach Lilly zu fragen traute er sich trotz seiner zuvor verspürten inneren Kraft leider noch nicht, obwohl es ihn sehr beschäftigte. Bei der nächsten guten Gelegenheit wollte er dies unbedingt nachholen. Nun war es erst einmal wichtig wieder zurück zur Matte zu kehren und die Yogapraxis aufzunehmen.

FÜNFZEHN

Anfängergeist

Sanft beugte sich Lilly nach vorne. „Einatmen komme in die Startstellung, ausatmend in die schiefe Ebene,..." Sie konzentrierte sich voll und ganz auf die Worte der Yogalehrerin vor ihr. Nach dem erneuten Zusammenbruch hatte sie mehr als sprichwörtlich die Reißleine gezogen. Ihr war bewusst geworden, dass sie wieder in alte Muster zurückgefallen war, ganz unyogisch nur noch agierte, ihre eigenen Grenzen missachtete. Nach einem langen Telefonat mit ihrer Freundin und einem Besuch beim Hausarzt ließ sich sich wieder in die Rehaklinik einweisen, in welcher sie schon beim ersten Burnout gut betreut wurde. Sie wusste, dass sie sich erst wieder selbst finden musste. In sich ankommen und als Anfänger auf die Matte zurückkehren sollte. Erleuchtung zu finden war ihr nicht mehr so wichtig. Vielmehr galt es wieder vor allen Dingen die wertvolle Philosophie des Yoga zu leben, sich selbst wertzuschätzen und dadurch ein Beispiel für andere zu werden. Ob sie ihr Studio wieder betreiben konnte, wusste sie nicht. In den Händen ihrer Freundin Antonia, die nach einigen organisatorischen Glanzleistungen die Kurse wieder aufnehmen würde, war es jedenfalls gut aufgehoben. Lillys eigener Weg war noch ungewiss. Nach wie vor war Yoga wichtig und aus ihrem Leben nicht mehr wegzudenken. Aber für die Teilnehmer alles zu geben und die eigenen Bedürfnisse nach Ruhe und Entspannung zu verleugnen war keine gute Lösung. Sie verstand immer noch nicht, wie es überhaupt soweit kommen konnte. Dass ihr Umfeld ebenfalls mit völligem Unverständis reagiert hatte, trug auch nicht zu einer Besserung ihres Zustandes bei. Als Yogalehrerin einen „Burnout" zu haben? Das konnte niemand verstehen. Selbst wenn Lilly immer und immer wieder erklärte, dass es gerade Lehrer, Ärzte und viele Andere betraf, die im Gesundheitssektor arbeiteten. Erst hier an diesem Ort hatte sie wieder lernen dürfen loszulassen, indem Lilly die Dinge annahm. Weg von der Selbstoptimierung, hin zu sich. Annehmen was ist, die eigenen Schatten erkennen und akzeptieren. Das ewig gleiche Thema. Nicht mehr nur das sein zu wollen, was der Andere vermeintlich sehen möchte. „Nein" sagen, um die eigenen Grenzen zu wahren und somit gleichzeitig ein „ja" zu sich selbst auszudrücken. Lilly dachte früher, dass Yoga nur auf eine bestimmte Art und Weise gelebt und gelehrt werden kann. Jetzt in diesem Moment auf ihrer Matte erkannte sie, dass dies ein Irrtum wahr. Yoga ist unglaublich vielseitig. „Wie ein Haus mit vielen Türen", so hatte es ihr großes Vorbild Anna Trökes einmal gesagt. Jeder kann sich den Eingang aussuchen, welcher zu ihm passt. Es ist zeitlos und trotzdem auch veränderbar. Jeder Yogi interpretierte es ein wenig anders. Dies lag wohl nicht allein daran, dass die Sutren nur in kurzen Versen abgefasst waren und sich deren Sinn dadurch nur durch die Meditation darüber ergab. Auch die Schulen und Strömungen waren sehr unterschiedlich, obwohl sie einen gemeinsamen Kern hatten. Lilly dachte an die unzähligen Bücher, welche sie schon zum Thema gelesen hatte. Und darüber hinaus an die vielen Ratgeber, da sie unbedingt ein „besserer Mensch“ werden wollte. Jetzt und hier in diesem Moment fragte sie sich allerdings, ob dies überhaupt sein musste. Jeder Mensch war ein Unikat, ein kleines Wunder. Solange das Herz rein war, man keinem Anderen schaden wollte, war es sicher wichtiger, sich selbst anzunehmen wie man eben ist und seine Schattenseiten zu integrieren. Besser mit ihnen umzugehen. Liebevoller. „Mach es euch nun ganz bequem und schließt die Augen,... „ die Worte der Yogalehrerin holten Lilly wieder zurück. Es war Zeit für die Schlussentspannung. Aber statt sich nun selbst Vorwürfe zu machen, dasss ihre Gedanken wieder einmal abgedriftet waren, lächelte Lilly still vor sich hin. Und erkannte dabei, dass genau darin das Geheimnis lag. Dieses „nicht perfekt sein“ zu akzeptieren und das „Mensch sein“ anzunehmen. Mit diesen Gedanken machte sie es sich nun auf der Matte bequem und genoss die angebotene Schluss-entspannung.

SECHSZEHN

Bhavanas

Wie aus der Ferne hörte Lilly die Worte ihrer Yogalehrerin: „Patanjali bietet uns in seinem Sutra an, sich bestimmte Wesenszüge zu eigen machen, um ein friedvolleres Leben zu führen. Heute beschäftigen wir uns mit Maitri, der liebevollen Güte. Diese sollen wir auch oder vor allem uns selbst gegenüber anwenden,... “ Mit den Gedanken war Lilly wieder abgeschweift. Sie dachte zurück, als sie diese selbst einmal in der Stunde zum Thema machte. Maitri, liebevoll mit sich umzugehen. Was bedeutete dies genau für sie? Erst einmal darauf achten, dass es ihr gutging. Nur so konnte sie dann auch zu einem Schatz für andere werden. Wenn sie sich ständig quälte, oder besser gesagt, mehr und mehr Stunden in ihrem Studio verbrachte, nächtelang über neuen Stundenkonzepten oder der Abrechnung brütete, tat sie sicher keinem Menschen einen Gefallen. Selbst wenn das Feedback an dem Tag darauf sehr gut war. Aber eine Yogalehrerin, welche immer dünner und durchsichtiger wird und wie zum Schluss passiert, einfach vor Erschöpfung umkippt? Das war wohl nicht sehr glaubwürdig. Sie war sehr christlich erzogen und schon in der Bibel hieß es: „Liebe deinen nächsten wie dich selbst.“ Was ihr früher aber niemand gesagt hat, war dass die Gewichtung auf „wie dich selbst“ liegen sollte. Wer sich selbst nicht liebt, kann auch seinen Nächsten nicht lieben. Eigentlich gut nachvollziehbar. Und trotzdem eine der schwierigsten Aufgaben überhaupt. Lilly kannte eigentlich niemand, der sich wirklich liebte. Voll und ganz annahm wie er war, ohne dass dies egoistisch oder narzisstisch wirkte. Ihre Gedanken gingen zurück zu den vergangenen Stunden. Die Yogalehrerin hatte ihnen nicht nur die Asanas vermittelt, sondern auch wie es Lilly gerne handhabte immer wieder die Philosophie welche dahintersteckte erläutert. Angefangen mit den fünf Yamas, welche den Umgang mit der Umwelt erleichtern sollten über die fünf Nyamas, welche den Umgang mit uns selbst als Inhalt hatten hin zu den Asanas, welche ein tiefes nach Innen gehen erst ermöglichten. Obwohl diese Stück für Stück erklärt wurden und Lilly diese ja schon als Plakate in ihrem Studio verteilt hatte, sie täglich vor Augen hatte, musste sie sich doch immer und immer wieder erinnern, wie diese lauteten und sie dadurch mehr und mehr zu verinnerlichen. So schweiften ihre Gedanken weiter ab zu

1. Ahimsa – der Nichtgewalt oder besser Friedfertigkeit
2. Satya – die Wahrhaftigkeit
3. Asteya – dem nicht stehlen
4. Bramacharya – der Enthaltsamkeit

5. Aparigraha – dem nicht gierig sein

Und sofort kamen ihr auch die Niyamas in den Sinn:

1. Sauca – die Reinheit
2. Samtosha – die Zufriedenheit
3. Tapas – Disziplin und Ausdauer
4. Svadhyaya – Selbsterforschung
5. Ishvarapranidhana – Gottvertrauen

All dies in ihrem Leben zu integrieren schien einfach und doch unglaublich schwierig. Besonders mit Samtosha, der Zufriedenheit haderte sie sehr oft. Dankbar anzunehmen was sie hatte und ihren Fokus nicht immer auf das zu legen, was ihr fehlte war nicht einfach. Dafür aber sehr menschlich.

Die Lehrerin Ananda hatte eine wundervolle Art, die Sutren und ganz besonder die Yamas und Nyamas ihren Schülern immer wieder zu verdeutlichen. Dies war eine wichtige Lehre für Lilly, die dadurch erkannte, dass nur die stetige Wiederholug dazu führte, dass man Yoga verstehen und verinnerlichen konnte.

SIEBZEHN

3.4-6 – Samyama- die innere Sammlung

Samyama(Sanskrit: संयम saṃyama u. संयाम

saṃyāmam.)

Bändigung, Zügelung; Beherrschung der Sinne, Selbstbeherrschung; das Zusammenbinden, Aufbinden; Fesselung; das Schließen (der Augen); Sammlung, geistige Konzentration; Anstrengung; Unterdrückung, Vernichtung.

Im Yogasutra des Patanjal (3. Kapitel,Sutra 4) wird saṃyama als ein technischer Begriff eingeführt, der die Gesamtheit bzw. unmittelbare Aufeinanderfolge der drei letzten Glieder des Ashtangayoga, nämlich Dharana (Konzentration), Dhyana (Meditation) und Samadhi (überbewusster Zustand) umfasst. (Yogawiki)

Leise hörte Lilly die Stimme von Ananda: „Nachdem Patanjali zum Beginn des 3. Kapitels die drei letzten Glieder des Ashtanga erläutet hat, bringt es diese nun zusammen unter dem Begriff: Samyama. Das bedeutet, dass die drei Begriffe Dharana, Dhyana und Samadhi als Stufen von eben diesem Samyama zu verstehen sind. Und so weit wie man auf dem Weg des Raja Yoga fortgeschritten ist, wird die innere Sammlung tiefer. Dementsprechend kann dann auch die nächste Stufe erreicht werden. Man beginnt folglich mit Dharana, der inneren

Konzentration auf ein Objekt und geht dann über den Zustand der Meditation bis zu Samadhi. Hier sollte das Objekt ohne ein Subjekt wahrgenommen werden." Lilly sog die Worte ein. Das war genau die Art von Yoga, welche ihr guttat. Die Übungen allein waren zwar wohltuend, aber die Philosophie, welche dahintersteckte boten Halt und Stütze in ihrem Leben, welches gerade wieder derart Purzelbäume schlug und sie aus der Bahn geworfen hatte. Sie hatte aus ihrem Zusammenbruch gelernt und tatsächlich mehrere Yogalahrer für ihr Studio gewinnen können. Unter anderem Ananda, welche ein ähnliches Yogakonzept verkörperte wie sie selbst. Und sie gönnte es sich nun als Teilnehmerin in deren Kursen dabeizusein. Denn die Zeit in der Rehaklinik war um, sie musste langsam wieder in den Alltag zurückzukehren. Wie auch immer dieser aussehen sollte. Ohne Yoga wollte sie nicht mehr sein, allerdings hatte sie mehr gegeben als nur gezeigt und war dadurch viel zu schnell an ihre Grenzen gekommen. Lilly hatte verstanden, dass sie Beispiel sein konnte, indem sie Yoga lebte. Sie musste nicht geben und geben und sich dadurch völlig zu erschöpfen. Zudem hatte sie erkannt, dass Erleuchtung, also das was am Ende des Yogaweges stand, letztendlich nicht mit dem bewussten Willen erreicht werden konnte. Der Wunsch danach musste losgelassen werden, um ihn zu erreichen. Ob Lilly dies konnte war fraglich. Aber - und dies war nun die wichtigste Erkenntnis für sie - Yoga war ihr eine Stütze und Hilfe auf ihrem Weg. Als sie es sich zum Zwang machte, wurde aus dem schützenden Mantel ein starer Panzer. Und dieser führte sie letztendlich in die Krankheit und wieder zurück auf den Beginn des Weges. Zukünftig wollte sie ihr Heil nicht nur im Yoga suchen. Sondern offen sein für alles was sich zeigte. Weniger dogmatisch und dafür ihr Leben tatsächlich leben. Der Gedanke zauberte endlich wieder ein Lächeln auf ihr Gesicht. Sie erinnerte sich an die Worte, die sie einmal gelesen hatte und welche John Lennon, dem bekannten Musiker zugeschrieben wurden:

„Leben ist das, was geschieht während wir mit etwas anderem beschäftigt sind"

Ein weiteres Sprichwort fiel Lilly ein: „Alle Theorie ist grau". Ihr Kopf war voll mit Konzepten und Weisheiten. Sie wusste viel, aber das allein reichte natürlich nicht. Es ging um ein Erkennen. Begreifen. Annehmen dessen was ist, im Fluss zu sein. Sich selbst bedingslos zu lieben und aufzuhören immer weiter an der Selbstoptimierung zu arbeiten, schien nun ganz klar als Weg vor ihr zu liegen. Ein Weg, welcher seine Zeit brauchte. Zu viele alte Glaubensmuster und Konditionierungenn hielten sie immer wieder davon ab, sich selbst als „gut genug" anzunehmen. Zudem wurde Lilly bewusst, dass uns niemand lehrte, wie man sich selbst liebt. Vielmehr hängt der Selbstliebe der Ruf nach Egoismus und Narzissmus an. Wie konnte sie also beginnen? Was sollte sie tun? Lilly ließ diesen Gedanken in diesem Moment los und wie durch ein Wunder schob sich in ihrer augenblicklichen Situation ein neuer Gedanke herbei. „Bleib einfach bei Dir. Achte auf dich und deine Bedürfnisse. Gehe liebevoll mit dir selbst um, so wie du es immer zu deinen Schülern gesagt hast. Lebe Yoga – sei eine Alltagsyogini“. Ein tiefer Frieden kehrte in Lilly ein. Sie spürte, dass dies ihr Weg war. Sie durch die Meditation gelernt hatte, bei sich zu bleiben. Dinge stehen zu lassen. Nicht alles persönlich zu nehmen. Alles weitere würde kommen. Mit diesen Gedanken ließ sie sich nun von der Yogalehrerin aus der Meditation herausholen. Ein glückliches Lächeln umspielte ihre Lippen. Zuversichtlich wusste sie, dass sie auch im Alltag eine richtige Yogini sein konnte!

ACHTZEHN

Mantra

Leise klang im Hintergrund die Stimme von Miten. „where is so much magnificence..." Lilly hatte die Mantras wieder für sich entdeckt. In Indien hatte sie diese immer gleich lautenden Worte oder Silben kennen und schätzen gelernt. Eine Mantra Meditation mit Hilfe der Mala, der indischen Gebetskette hatte ihren unruhigen Affengeist immer beruhigen können. Als sie dann hier in ihrer Heimatstadt das Studio eröffnete, traute sie sich lange nicht mit ihren Teilnehmern zu singen oder besser zu „chanten", wie man es eigentlich nennt. Nicht einmal diese nur im Hintergrund laufen zu lassen, obwohl das bekannte Mantra Om zur Einstimmung gängige Praxis in vielen Studios war. Als zu sprituell hatte sie es empfunden und diesen kostbaren Schatz einfach außer acht gelassen. Nun waren die Mantra wieder präsent geworden. Sie trugen sie durch den Tag und klangen in ihr nach. Das schönste war, dass sie auch alle Besucher ihres Studios davon begeistert hatte und sich die schon besondere Stimmung an diesem Ort noch um ein vielfaches verbessert hatte. Eine neue Leichtigkeit war bei allen eingekehrt und Szenen wie der Kampf um die Matte gehörten schon lange der Vergangenheit an. Zurückgefunden zu diesem wundervollen Mittel hatte sie durch Anandas Stunde. Dort war die Mantra-

Meditation fester Berstandteil des Unterrichts. Lilly konnte die Erläuterungen dazu mittlerweile auswendig: *„Die Mantrameditation hilft dir, mit einem Mantra tief nach innen zu gehen, die eigene Kraft zu spüren und Zugang zu der Tiefe deines eigenen Seins zu finden. Das Besondere an ihr ist, dass sie verschiedene Konzentrationshilfen kombiniert, um so dem Geist mehrere Ruhepunkte zu geben: Die Atembeobachtung, bekannt als Pranayama, die Wiederholung eines Mantras, was für Dharana steht und beides kombiniert führt dann zu Dhyana der Meditation…"*

Für den eigenen Unterricht verwendete Lilly nicht nur indische Mantra, sondern leitete die Kursteilnehmer an, ein eigenes zu finden, welches sie dann auch im Alltag integrieren können. Die Rückmeldungen waren wundervoll und erfüllten Lilly. Für sich erfuhr sie die Mantren als wertvolles Meditationsobjekt. Diese brachten sie immer und immer wieder zurück zur eigenen Mitte. In den Fluss mit dem Leben. Durch das selbst gewählte „Ich bin wertvoll – ich bin gut" genauso wie durch die Hintergrundmusik. In den Kursen schien es dann, als würden sie alle von der Welle der Musik getragen zu mehr und mehr Harmonie und Freude. Und genau so hatte es sich Lilly vorgestellt. Dankbar erkannte sie dies an – sie fühlte sich endlich angekommen im Fluss ihres Lebens.

NEUNZEHN

Yoga und (k)ein Ende?

Für Tom hatte eine neue Ära begonnen. Er konnte kaum glauben, was sich alles in den letzten Monaten ereignet hatte. Nachdem „sein" Studio endlich wieder geöffnet hatte und er seine Praxis zwar unter neuer Leitung, aber doch in gewohnter Art und Weise wieder aufnehmen konnte, hatte sich sein Leben weiter unglaublich verbessert. Da er bei seiner Arbeit konzentrierter und leistungsfähiger war und dies auch bei seinem Chef ankam, erhielt er die Chance eine bessere Position im Unternehmen einzunehmen. Durch Yoga fühlte er sich weniger gestresst und konnte auch in schwierigen Situationen ruhig bleiben. Und privat? Irgendwann kam Lilly zurück in ihre Oase. Sie gab nun weniger Kurse und ihr inneres Leuchten war wieder da. Es tat einfach sehr gut in ihrer Nähe zu sein. Als er Gelegenheit dazu fand, sprach er sie darauf an und sie kamen miteinander ins Gespräch. Er spürte, dass er in ihrer Nähe ganz er selbst sein konnte. Es fühlte sich für ihn an, als hätte er einen Seelenzwilling gefunden.

Lilly ging es nicht anders. Es war unglaublich. Nachdem sie wieder zu sich gefunden hatte, konnte sie sich auch für andere mehr öffnen. Wie für Tom. Sie spürte, dass sie ihm vertrauen kann. Es schien ihr, als würde sie ihn schon ewig kennen. Stundenlang sprach sie mit ihm über Yoga, die Sutren und dann auch über die eigenen Wünsche und Bedürfnisse. Lebenträume, Ängste und Hoffnungen. Sie merkten, dass sie viel gemeinsam hatten. Es fühlte sich an als wäre die Eine Teil des Anderen. Mehr und mehr fühlten sie sich zueinander hingezogen. Konnten sich nicht mehr vorstellen ohne den Anderen zu sein. Es war schön, wieder vertrauen zu können. Angenommen zu werden. Zu lieben. Ob dies nur an Yoga lag, konnte sie nicht sagen. Das war auch nicht entscheident. Wichtig war nur, was am Ende dabei herauskam. Für Lilly war dies angekommen zu sein – endlich anzunehmen was sich zeigte, nicht mehr gegen das Leben anzukämpfen, sondern es geschehen lassen. Und dadurch das eine oder andere Wunder zu erleben. Sie war sich in jedem Fall sicher, dass sie ohne Yoga nicht zu diesem Punkt gelangt wäre. Aus diesem Grund hatte sich ihre Auseinandersetzung mit dem Thema gelohnt. Bekehren wollte sie niemand mehr – aber immer gerne zeigen, welche Hilfe und Möglichkeiten Yoga bot, um das Leben zu bereichern.

Z W A N Z I G

Samadhi oder Lebensträume?

samaadhibhaavanaarthaH
kleshatanUkaraNaarthashcha
तपःस्वाध्यायेश्वरप्रणिधानानि क्रियायोगः

Samadhi, Samâdhi = überbewusster Zustand in mehreren Stufen, Endstufe ist Erleuchtung; Einheit; Integration

Bhavana, bhâvanârthah = um herbeizuführen; Ausrichtung auf; realisieren; werden; sich bemühen um; pflegen; in etwas hineinkommen;

Klesha, kleśa = Kummer; Bürden; Belastungen; Hindernisse auf dem spirituellen Pfad; die störenden Kräfte; Grund des Leidens; Verderbnis; Behinderung; Gebrechen; Gift; das, was einen beschwert/belastet/belästigt;

Tanu, tanū = vermindern; verringern; ausdünnen; schwächen; reduzieren;

Karana, karaṇa = herbeiführen; erreichen; machen, tun; zum Geschehen führen;

Arhta, arhtaḥ = Ziel; Bedeutung; Zweck;

Tanûkaranârthah = verringern; abschwächen;

Ca = und

Das Ziel ist genannt: Samadhi. Auch der Grund dieses Strebens wird deutlich: das menschliche Leiden. Yoga unterstützt uns, indem es die Hindernisse aus dem Weg räumt, unser Leiden vermindert und die innere Grundlage für Samadhi schafft.

(4-5: So wie in Salz aufgelöstes Wasser eine Einheit von Salz und Wasser ergibt, so ist die Einheit von Geist und Seele (Atman, unveränderliches Selbst) im Samadhi.)

Die kleine Anna strahlte sie an. Lilly berührte sanft die zarten Händchen. Was für ein kleines Wunder. Und welch ein Segen sie hier in den Armen hielt. Nie hätte sie sich vorstellen können, einmal Mutter zu werden. Und jetzt? Für Lilly konnte es nichts Schöneres mehr geben. Einen kurzen Moment dachte sie an ihre Lebensträume. Schon im zarten Alter von zehn Jahren hatte sie beschlossen Karriere zu machen. Dieses Ziel hatte sie auch sehr lange verfolgt. Nach dem Abitur und dem Studium erhielt sie eine gute Stelle in einer großen Firma. Sie arbeitete viel, fühlte sich am Ziel ihrer Träume. Bis zu dem Tag, als sich alles änderte, sie einen Burnout hatte und von einem Tag auf den anderen ausstieg. Ihr nächster Lebenstraum hieß Yoga. Auch diesen hatte sie konsequent verfolgt und alles gegeben. Zuviel. Nun war sie Mutter. Ein neuer Abschnitt? Oder nur eine Fortsetzung ihres Weges? Ein Annehmen von allem was sich zeigt? Eine neue, andere und genauso richtige

Form von Yoga? Ihr Blick wanderte zu Tom. Ein Lächeln erschien auf ihrem Gesicht, welches sich in seinem widerspiegelte. Und sie dachte: Am Ende ist alles gut und wenn es nicht gut wäre, wäre es auch nicht nicht das

Ende!

DANKE

Ich danke allen Menschen in meinem Leben, welche mir auf meinem persönlichen Yogaweg begegnet sind. Die mich begleitet haben und mich gelehrt haben. Wie immer gilt mein ganz besonderer Dank jedoch meiner Familie in der ich mich aufgehoben fühle und einfach sein darf.

GLOSSAR

Yogasutra: Bedeutet eigentlich übersetzt „Leitfaden des Yoga". Es gilt als eines der grundlegenden Texte dieser Philosophie und möchte helfen, den Weg zur Erleuchtung zu gehen. Das Yogasutra wird Patanjali zugeschrieben, einem indischen Weisen, der vor ca. 2000 Jahren gelebt haben soll. Heutzutage zieht man auch die Möglichkeit in Betracht, dass es mehrere Verfasser des gleichen Namens waren. In jedem Fall wurde durch dieses Werk die Philospohie des Yoga verständlich gemacht.

Asana: Yogaübung

Karana: Abfolgen mehrer Asanas werden Karana genannt. Die bekannteste ist sicherlich der Sonnengruß

Mantra: immer gleichlautende Silbe oder Wörter, die durch ständige Wiederholung in die Ruhe führen

LEKTÜRE / **QUELLEN**

Meine bevorzugte Fassung des Yogasutras sind die folgenden:

Die Wurzeln des Yoga – die klassischen Lehrsprüche des Patanjali, P.Y. Desphande / Bäumer, O.W. Barth-Verlag

T.K.V. Desikachar, über Freiheit und Meditation

- das Yoga Sutra des Patanjali, vianova

Weitere Lektüre:

Alle Bücher der großen Lehrerin Anna Trökes, hier drei Beispiele

Anna Trökes und Bettina Knothe, Neuro-Yoga; O.W. Barth-Verlag

Anna Trökes, Yoga der Verbundenheit, O.W. Barth-Verlag

Anna Trökes und Bettina Knothe, Yoga-Glück, GU (Verlag)

CDS

21 Tage Mantra-Meditationsreise mit Deva Premal & Miten oder auch: Songs for the innner Lover, Miten & Deva Premal

LINKS

Für das Buch habe ich mir neben der angebenen Lektüre auch die Übersetzungen der Sutren aus dem

Netz zu Hilfe genommen. Folgende Links sind besonders zu empfehlen:

https://wiki.yoga-vidya.de/

https://vedanta-yoga.de/

ÜBER LILLY UND DIE AUTORIN

Die Person Lilly besteht aus mehren persönlichen Anteilen von mir selbst und anderer lieber Freunde. Andere Personen sind frei erfunden mit Ausnahme meinem großen Vorbild Anna Trökes. Sie lebt den Yoga wie keine andere und lehrt nicht nur in Deutschland. Ihre Seminare und Fortbildungen sind immer eine große Bereicherung für mich. Atemmeer die Wohlfühloase existiert als mein Online-Business. Sollte ich jemals ein Studio einrichten würde es genauso aussehen wie in dem Buch beschrieben. Der Name der Hauptfigur (Lilly) ist ein Produkt meiner persönlichen „Big Five" - den fünf für mich wichtigsten Themen im Leben. (Nach dem Buch „The big five of Life" von John Streckely)

L – Lernen, mein herausragendes Talent ist es ein Learner zu sein. Jemand, der immer wieder neues lernen möchte und dies gerne an andere weitergibt.

I – Inspiration für andere sein, eine Eigenschaft, die die ober ergänzt.

L – Lesen, davon kann ich nicht genug bekommen. Eine Buchhandlung zieht mich magnetisch an.

L – Lachen; fröhlich sein, voller Optimismus durch das Leben gehen und dieses genießen.

Yoga- eine Philophie, welche aus meinem Leben nicht mehr wegzudenken ist

Die Hauptfigur versucht Yoga zu leben und zu erfahren, wie ich es selbt gerne tun würde. Aus diesem Grund sind viele meiner Erfahrungen und Erkenntnisse, oft natürlich in leicht übertriebener Form mit eingeflossen. In jedem Fall möchte ich diese mit einem Augenzwinkern verstehen. Wichtig sind mir die Sutren. Andere Grundlagentexte wie die Hatha Yoga Pratibika oder die Bhagavaghita sind wertvolll und empfehlenswert, sollten aber ihren eigenen Rahmen bekommen. Das Buch soll leicht und heiter sein und gleichzeitg das Wesen des Yoga vermitteln, ohne das es überladen wird. Ein Spagat, der nicht leicht ist und vielleicht auch nicht immer gelingen konnte. Dennoch und so würde es Lilly formulieren:

Wichtig ist, was unterm Strich herauskommt!

Lilly liebt Karanas. Das sind einfache Bewegungsabläufe die durch die Wiederholung zur Meditation werden. Das berühmteste Yoga Karana ist der Sonnengruß. Hier eines, welches die Figur des Buches gerne für sich wiederholt:

Yogaübungsreihe für Kraft und Stärke:

1. Beginne in der Grundhaltung „tadasana". Die Füße sind dazu hüftgelenkbreit aufgestellt. Die Fußaußenkanten parallel. Das Steißbein strebt nach unten Richtung Boden. Die Wirbelsäule in ihrer natürlichen Form gerade. Führe die Schultern nach oben, hinten und tief und stelle Dir vor, dass ein unsichtbarer Faden Dich in die Länge zieht.

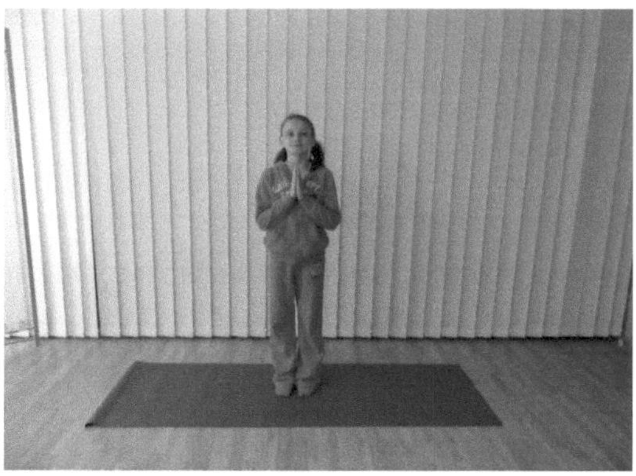

2. Mit einer Einatmung führe beide Arme nach oben und komme dann in eine Rückbeuge.

3. Mit einer Ausatmung führe die Arme nach vorne unten => komme in die Vorbeuge.

4. Stelle die Hände neben den Füßen ab, führe zuerst das rechte Bein nach hinten und komme in die Startstellung. Das linke Bein ist gebeugt.

5. Strecke das rechte Bein, hole das linke dazu. Komme so in die schiefe Ebene.

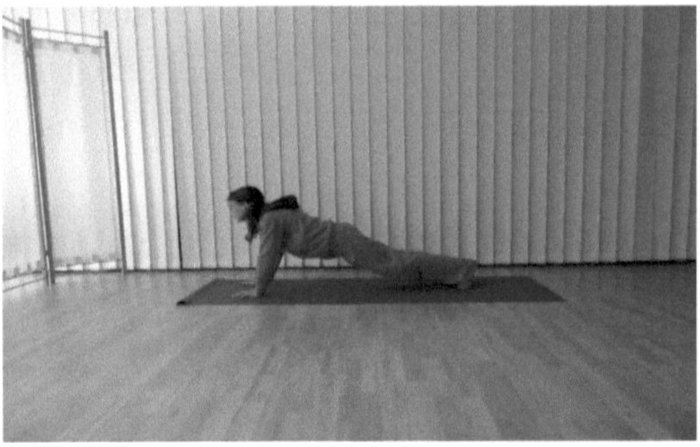

6. Mit einer Einatmung löse den linken Arm und strecke diese nach oben aus. Der Seitstütz. Das rechte Bein kann dabei leicht gebeugt sein.

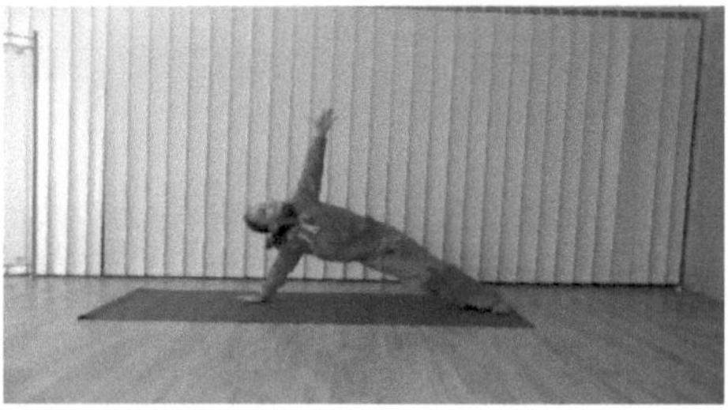

7. Komme zurück in die schiefe Ebene

8. Löse die rechte Hand und führe den Seitstütz zur anderen Seite aus.

9. Komme zurück in die schiefe Ebene, spüre die Kraft in Deinen Armen.

10. Führe die Knie zu Boden. (Vierfüßlerstand) Von hier strecke wieder ausatmend das Gesäß nach oben in den Himmel. Dehne Deine Körperrückseite genüßlich im Hund.

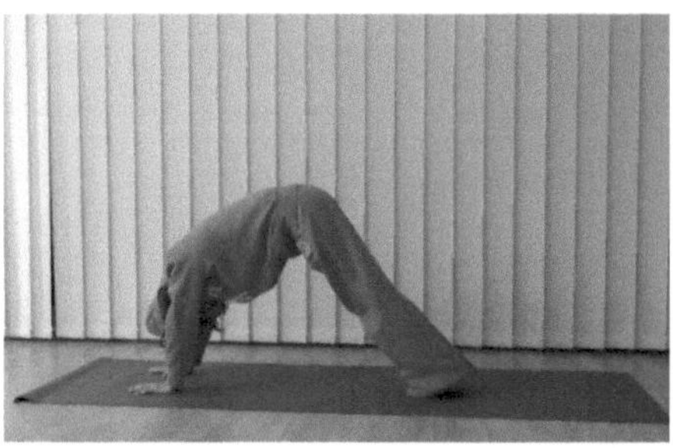

11. Gehe zurück in die Startstellung

12. Komme wieder in die Vorbeuge (3)

13. Von hier wieder in die Rückbeuge (2)

14. Mache ein Schritt mit dem rechten Bein nach hinten, das linke ist gebeugt (Knie über dem Fußgelenk). Führe die Arme über vorne nach oben in

eine Rückbeuge => Heldin I

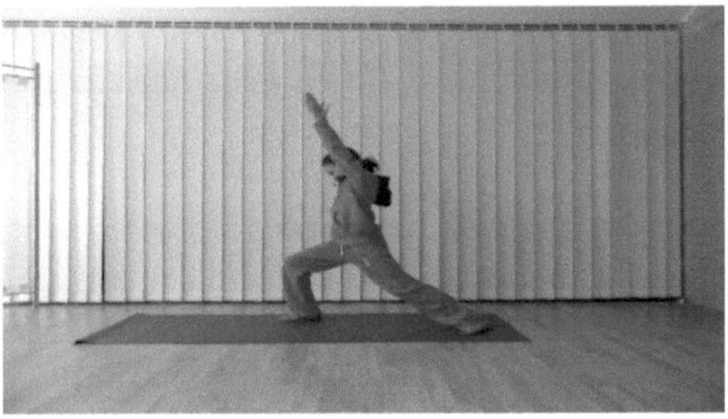

15. Breite die Arme aus in Heldin II

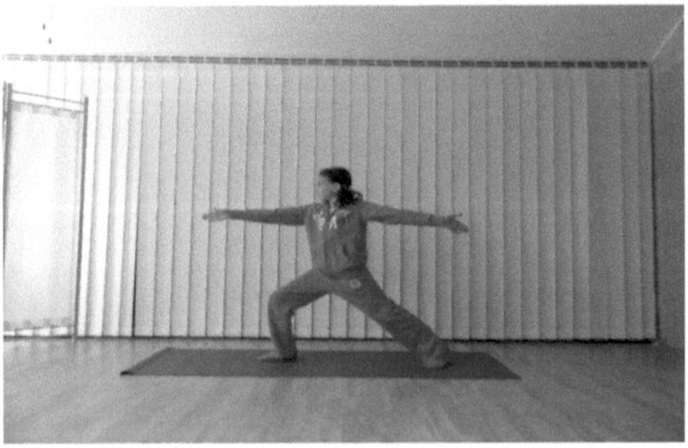

16. Nun geht der hintere Arme zum Bein und der vordere wird weiter nach oben geführt. Der Blick folgt => friedvolle Heldin

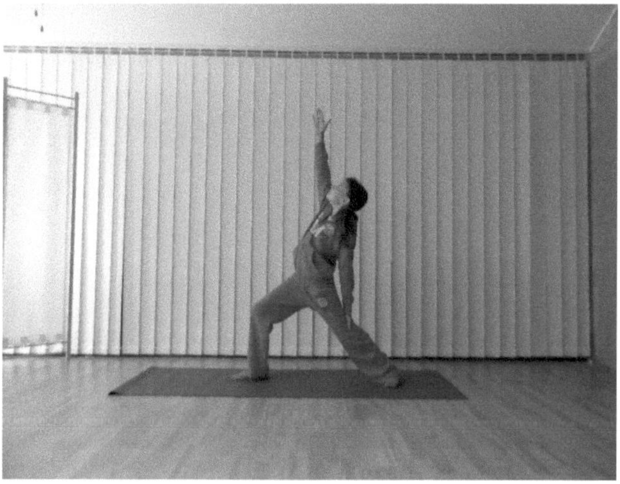

17. Zurück in Heldin II

18. Komme in eine Seitbeuge, lege den vorderen Arm auf dem gebeugten Knie ab.

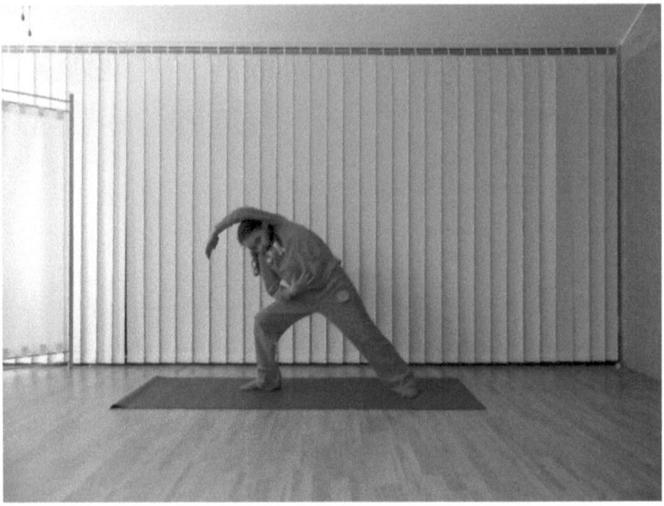

19. Wieder zurück in Heldin II, dann mit einem großen Schritt nach vorne in Tadasana. Von hier mit dem linken Bein wiederholen.

Dann das ganze von Vorne. Mindestens dreimal jede Seite.

Viel Spaß beim Üben!

MIX
Papier aus verantwortungsvollen Quellen
Paper from responsible sources
FSC® C105338

Printed by Books on Demand GmbH, Norderstedt / Germany